Psychiatrie désemparée
Un héritage

Psycho - logiques

Collection fondée par Philippe Brenot
et dirigée par Joël Bernat

Sans exclusives ni frontières, les logiques président au fonctionnement psychique comme à la vie relationnelle. Toutes les pratiques, toutes les écoles ont leur place dans Psycho - logiques.

Dernières parutions

Josiane CHAUVEAU-OBRINGER, *Thérapie d'enfants, un regard gestaltiste*, 2022.
Vicky CUKIERMAN, *Les troubles du langage dans la schizophrénie. Recherches actuelles et stratégies thérapeutiques,* 2022.
Patrick Ange RAOULT, *L'adolescent et ses troubles, Guide clinique et psychopathologique*, 2022.
Nicolas SAJUS DE COCCOLA, *De la maltraitance à la résilience. Le désespoir dépassé*, 2022.
Thierry NUSSBERGER (dir.), *Les chemins psy. Du symptôme au style,* 2022.
Jean-Paul MWENGE NGOIE, *La dépression chez les jeunes migrants subsahariens*, 2021.
Annick BERNABÉO & Benoit MARSAULT, *La psychose en résidence, Hébergement et psychothérapie*, 2021.
Loïc LEROUGE (dir.), *La numérisation du travail, Enjeux juridiques et sociaux en santé au travail,* 2021.
Clément RIZET, *Etudiants en souffrance psychique. Une jeunesse déboussolée*, 2021.
Dominique RENIERS et Célia VAZ-CERNIGLIA, *Approche psychologique de la crise et de l'urgence dans le contemporain,* 2021.
Catherine DE LA PRESLE, *La méthode des 3i pour les enfants à troubles du spectre autistique. Un éveil par le jeu, une nouvelle chance de développement*, 2021.
Abdelkader BENARAB, *De la médecine en général à la psychiatrie en particulier en Algérie : un échec programmé ?,* 2021

Dimitri Kijek

Psychiatrie désemparée
Un héritage

L'Harmattan

Du même auteur

Critique de la raison asilaire
Paris, Epel, 2017

Défaire le nom. Passe, nomination, nom propre
Paris, Epel, 2013

Communiquer en arabe maghrébin
Paris, Eyrolles, 2005

5-7, rue de l'Ecole-Polytechnique, 75005 Paris
http://www.editions-harmattan.fr
ISBN : 978-2-14-029292-7
EAN : 9782140292927

Introduction

Les psychiatres quittent l'hôpital, ou ne s'y engagent plus. Les infirmiers et les psychologues également. On est devant un phénomène d'ampleur considérable et totalement inédit, résultat de la conjonction de plusieurs facteurs, eux-mêmes reliés à des causes plus profondes. L'un d'entre eux peut être considéré comme naturel, mais il marque surtout la fin d'une parenthèse essentielle de l'histoire psychiatrique qui aura duré moins d'un demi-siècle. Il s'agit du départ à la retraite de la génération d'après-guerre, celle qui avait apporté un souffle nouveau à une profession jusqu'alors cantonnée à l'approche positiviste de ses origines, centrée sur l'organogenèse des troubles mentaux et les classifications nosographiques. C'est de cette révolution qu'est née la psychiatrie de secteur ainsi que la psychothérapie institutionnelle, une innovation majeure qui permit l'ouverture de l'asile sur la société et la mise en suspend des méthodes répressives qui avaient gouverné cent cinquante ans de pratique. Les traitements se faisaient par la parole, inspirés par la psychanalyse et la phénoménologie, les malades participaient activement à leur soin, organisaient l'institution, on se préoccupait de leur intériorité et de leurs conditions de vie. Cette culture, qui perdurait encore à l'hôpital dans les années quatre-vingt-dix, a motivé de nouveaux internes dans le choix de cette spécialité, de même que des soignants. Beaucoup fréquentaient le divan. Mais le mouvement a rapidement perdu de sa vigueur en l'absence de ces militants de la première heure, la désillusion et l'inquiétude se sont installées devant la disparition progressive de ce que l'on croyait acquis, puis l'asile s'est remédicalisé, comme aux temps anciens, ceci en l'espace d'une décennie. C'est la raison du départ prématuré de cette génération pour le privé ou le médico-social, et de la désertion des psychanalystes. Le troisième facteur vient ce que l'on ne choisit plus de venir en psychiatrie compte tenu compte de l'extinction de ses potentialités créatrices, et les rares médecins qui s'y risquent encore ne peuvent le concevoir que s'ils acceptent de se plier aux exigences d'une pratique exclusivement scientifique.

Le paysage hospitalier qui en découle génère une ambiance dépressogène à peu près partout en France, dans la plupart des unités de soins, et impacte lourdement la qualité des prestations en principe attendues. Il manque à ce jour tellement de praticiens qu'on a dû inventer une nouvelle profession, celle d'intérimaire, que l'on recrute en contrat à durée déterminée, renouvelable, à des salaires très incitatifs. Ils ne connaissent évidemment ni les lieux où ils s'installent, ni les collègues, et sont de passages, quoi qu'il en soit, donc ne doivent pas être trop investis par les patients, alors que c'est le relationnel qui est en principe le socle de leur métier. Ils proposent une prestation du mieux qu'ils peuvent, sur des critères objectifs appuyés sur une stricte nosographie, comme le font depuis déjà longtemps les réanimateurs en chirurgie, par exemple. La psychiatrie infanto-juvénile vient de se résoudre à faire appel à ces praticiens éphémères, auprès d'enfants, donc, pour qui se doit pourtant d'être préservé un lien durable dans le temps. Il faut dire que soixante pour cent de l'effectif y sont à pourvoir, raison pour laquelle on appelle aussi en renfort le secteur adulte pour y faire quelques vacations, alors que l'exercice y est radicalement différent, et ne s'improvise pas. Dans certains centres médico-psychologiques on n'a parfois pas vu de médecins titulaires depuis plusieurs années, et l'on recherche en vain des psychologues pour pourvoir les postes restés vacants, alors que s'amoncellent les demandes de soin pour des enfants et des adolescents poussés par le numérique, l'éclatement de la cellule familiale, les carences éducatives, l'engorgement des structures médico-sociales. On comprendra que la simple idée d'une psychothérapie ne soit pas envisageable, alors qu'il faut intervenir rapidement à cette période de la vie où les difficultés évoluent plus vite que celles d'un adulte. Et pour qui a la malchance d'avoir un enfant souffrant d'autisme, le délai s'allonge de plus en plus pour un simple diagnostic, une condition maintenant indispensable pour prétendre à des aides sociales. Il se chiffre ensuite en années pour un début de prise en charge, le temps pour le trouble de se fixer et de s'organiser, alors que l'on sait maintenant qu'il est accessible à une salutaire amélioration s'il est soigné assez tôt. C'est une pratique de conflit armé où les patients sont triés en fonction de l'urgence vitale et des effectifs disponibles.

Pour tenter d'expliquer ce désastre, on se proposera ici de revenir aux origines de la psychiatrie en reprenant la lecture, souvent inattendue, des textes qui ont érigé ses fondations et ont ainsi décidé de notre actualité. Et c'est bien sûr une certaine intimité avec la pensée de Philippe Pinel (1745-1826) qu'il nous faudra retrouver. Exégèse maintes fois entreprise, pourrions-nous objecter, et pourtant, nous ne connaissons de cette personnalité et de cette œuvre que ce que la tradition nous a maintes fois répété, orchestré au moyen d'une mythologie délibérément propagée.

L'une de ses facettes concerne le célèbre « traitement moral », à partir duquel s'est fondé un certain imaginaire collectif sur ce qu'allait être la psychiatrie. Il suscita un enthousiasme à la mesure de l'enjeu, un formidable espoir, puisqu'il allait permettre de porter un regard nouveau sur la déviance mentale, désormais considérée comme une souffrance psychologique accessible à la bienveillance du personnel soignant, alors qu'il était jusqu'alors assujetti à la tâche de maintenir l'insupportable difformité à l'écart des préoccupations du citoyen ordinaire. C'est le contexte d'une certaine modernité, portée par la philosophie des Lumières, qui participa à ce revirement fondamental dont s'est nourrie la partie la plus noble de ce qui nous reste de l'héritage de Philippe Pinel. Il se concrétisa, pensons-nous encore, et c'est le deuxième aspect du mythe, par « l'abolition des chaînes », non moins célèbre. Cette construction délibérée aura une importance décisive puisqu'elle a forgé un idéal toujours revendiqué, mais qui ne parviendra jamais à être mis en œuvre de manière significative ou durable.

Pour le comprendre, il faut prendre en compte cette autre influence de la modernité, tout aussi repérable, mais concurrente, qui permit un déploiement sans précédent de la science à l'orée du XIXe siècle, et qui orientera toute l'œuvre théorique de Philippe Pinel. La psychiatrie, par son alliance avec la pensée positiviste de son époque, ne pouvait que devenir elle-même une science médicale extrêmement objective, et suffisamment établie pour la rendre rétive à toute transformation de ses procédés d'action sur l'individu. Au point que son mode de gestion des comportements humains soit devenu, au fil du temps, une réalité très difficile à remettre en question. Ce langage va non seulement induire le « fait » social que l'on décrira, mais également conduire à une stricte formalisation des institutions et des fonctions en santé mentale.

Ce qui nous amène à cette autre difficulté, cette fois-ci beaucoup plus contemporaine, puisque la génération du numérique qui est en passe de réinventer notre civilisation remet précisément en cause tout ce qui relèverait d'un héritage, et particulièrement celui que nous a légué le modernisme issu du Siècle des Lumières. Avec cette conséquence essentielle que les professionnels vont désormais se heurter à des consommateurs et à des acteurs qui ne vivent plus les traditions institutionnelles et scientifiques comme points d'ancrage identitaires, ou comme repères sécurisants. Nous ne sommes pas là devant une difficulté marginale ou momentanée que rencontrerait un système conceptuel dans le cours de son histoire, et que celui-ci pourrait résoudre par aménagement de son cadre et de l'outillage symbolique dont il dispose. Nous sommes devant une contradiction globale et une impossibilité de continuer à donner le même sens aux faits tels qu'on les observait lorsqu'on inventa la psychiatrie.

Que s'est-il donc passé pour qu'à ces deux extrémités, il y ait de telles dissonances ? C'est à cette question que nous nous efforcerons de répondre en proposant de retrouver dans l'œuvre et la vie de Philippe Pinel l'ambiguïté fondamentale qui a conduit à ce que la profession soit aujourd'hui si désemparée. Nous verrons que c'est l'inflexion de cette pensée originelle qui entraînera un durcissement de ses appuis scientifiques jusqu'à nos jours, avec le risque, non négligeable, que cela conduise ses acteurs, dans un futur proche, à passer la porte du transhumanisme, sujet de société s'il en est, et qu'il nous faudra ici aborder.

Le parcours dont on vient de poser les jalons débutera donc légèrement en amont de la naissance de la psychiatrie afin de rappeler le contexte culturel qui anticipa sa genèse, et ainsi se défaire de l'idée trop souvent admise qu'elle serait en quelque sorte intemporelle, alors qu'elle fut l'invention d'une société donnée à un moment particulier de son histoire, celle qui résulta de ce courant de pensée que l'on a appelé « le Siècle des Lumières ».

Philippe Pinel est l'un des produits de cette transformation sociétale, et saura en tirer avantage pour construire son édifice psychiatrique. Il était préparé de longue date, mais ne put être mis en œuvre qu'en 1793, à l'hôpital Bicêtre, grâce à une retraite imposée par la Terreur menée par les Jacobins, donc à une date indissociable de ce moment clé de l'histoire des idées. Aussi faut-il en faire ressortir les principales caractéristiques, puisque ce sont elles qui vont décider de l'avenir de la profession pour les deux siècles qui suivront.

Chapitre I
Fondations sociétales de la psychiatrie

1. Empirisme et philosophie au Siècle des Lumières

Le XVIIIe siècle qui s'annonce, et donnera son impulsion à notre modernité, se caractérise par le développement hégémonique d'une démarche intellectuelle jusqu'alors inconnue, fondée exclusivement sur l'expérimentation, et qui pose, comme préalable nécessaire, l'objectivation de l'inerte aussi bien que du vivant. C'est l'avènement de la rationalité scientifique, débarrassée de toute spéculation coupée du réel, de toute abstraction purement philosophique ou religieuse. La contrepartie inévitable, et qui aura de lourdes conséquences pour la psychiatrie, sera l'élimination de la question du sens quant aux faits qu'elle découvre.

Ce rapport au savoir touche tous les domaines – chimie, anthropologie, cartographie, mathématique, science de la vie, physique, histoire, et s'amoncelle en informations sans cesse renouvelées, qu'il faut classer, répertorier, en témoignent, entre autres, l'*Encyclopédie* de Diderot et d'Alembert (1751-1772), l'*Histoire naturelle* de Buffon (1749-1767), les *Mémoires pour servir à l'Histoire des insectes* de Réaumur (1742-1764), l'*Essai sur les mœurs* de Voltaire (1694-1778). Carl von Linné (1707-1778) avec son *Sytema naturae*[1], met au point la première nomenclature binomiale, qui divise la nature en catégories minérale, végétale, animale, et crée des classes, des ordres,

[1] Carl von Linné, *Système de la nature* [1735], Bruxelles, Lemaire, 1793.

des genres, des espèces et des variétés. L'être humain, pour la première fois, y est considéré comme n'importe quelle autre production naturelle, et non plus comme créature divine. L'ouvrage fait sensation et sera largement diffusé sans que la censure n'intervienne, indiquant l'ampleur du changement des mentalités. Il faut donc associer à ces encyclopédistes Philippe Pinel, pour sa monumentale classification nosographique des maladies, sur laquelle nous reviendrons amplement.

La vulgarisation des connaissances et leur diffusion aux savants sont portées par l'essor de publications en tout genre. Le nombre de revues scientifique augmente à un rythme exponentiel, et les périodiques font leur apparition, spécialisés dans un champ de recherche, comme la physique, la chimie, les sciences naturelles, l'astronomie ou encore la médecine. La production imprimée afflue, se diversifie et se démocratise. Les livres, auparavant réservés aux initiés détenteurs de pouvoir – souverains, aristocrates, prélats – et qui ouvraient parcimonieusement leurs bibliothèques à quelques gens de lettres, deviennent accessibles à un large public. Les académies fleurissent un peu partout en Europe, soutenues par les autorités, regroupant pour la première fois des chercheurs, qui peuvent ainsi échanger leurs idées sur une thématique précise, présenter leurs expériences. Elles valident les nouvelles découvertes et jugent de la précision de la démarche scientifique, le plus souvent par des membres attitrés et un comité de direction comprenant un secrétaire perpétuel, position, nous le verrons, que Philippe Pinel occupera à la *Société d'histoire naturelle*. Elles disposaient d'archives, de bibliothèques, de collections naturalistes et, dans le cas des grandes académies scientifiques, de jardins botaniques et zoologiques, où œuvra, là encore, Philippe Pinel.

Le Siècle des Lumières voit donc l'émergence d'une nouvelle façon de penser, de chercher et de communiquer, qui, non seulement donne corps à l'esprit scientifique, mais transforme les centres d'intérêt de la population :

> « Toutes ces découvertes deviennent à la mode et le public, enfants comme adultes, s'émerveille des expériences en tout genre. Chez les particuliers, les cabinets de physique fleurissent pour expérimenter, observer et recueillir des données, et les salons [...] s'animent de démonstrations spectaculaires. On s'amuse ainsi des premières découvertes autour de l'électricité, à se faire dresser les cheveux sur la tête. Il existe même une surenchère pour savoir qui offrira la dernière nouveauté[1]. »

Cette soif de renouveau et de connaissances sera incarnée par des philosophes qui ont porté ces mutations sociétales, et dont les noms, rassemblés en quelques décennies, font maintenant partie du patrimoine culturel. Montesquieu, Buffon, Voltaire, Diderot, Jean-Jacques Rousseau, Beaumarchais, le Marquis de Sade, tous se réclamaient d'un esprit de contestation dont l'analyse critique s'étendait à tous les domaines. Ces lettrés sont des militants actifs dont le point commun essentiel est d'être animés par l'ardeur scientifique de l'époque. La pensée devient une production que l'on peut connaître, formée à partir des impressions sensibles et de l'expérience, elle n'est plus transcendante à l'existence de l'humanité.

Les guerres menées par Louis XIV, qui ont largement participé à épuiser les ressources du pays et le moral des citoyens, réduits à la famine, vont également orienter ces philosophes vers un pacifisme militant, ne perdant pas une occasion pour dénoncer ce fléau. L'esclavage dans les colonies, la privation de liberté, l'oppression sous toutes

---

[1] Lorent Véniel, *L'homme au Siècle des Lumières*, Paris, Errance, 2011, p. 85.

ses formes, sont combattus avec vigueur, de même que la torture, qui était alors une pratique officielle et la pièce maitresse de l'appareil judiciaire. Leurs écrits et leurs actes, tout au long des Lumières, témoigneront de leur combat pour la tolérance et la liberté. La transformation des mentalités fut radicale, la société profondément modifiée dans ses attentes, et les contraintes, auparavant subies, deviennent inacceptables. Ce climat annonce ainsi la réforme à venir de l'asile, qui n'est donc pas attribuable au seul mérite d'aliénistes visionnaires.

Le siècle se clôturera par les évènements de 1789, qui vont faire basculer le destin de la psychiatrie, puisque la furie meurtrière qui s'empare de la population française va contraindre Philippe Pinel à se réfugier à l'hôpital Bicêtre, en 1793. Il commence ainsi une retraite prolongée sans laquelle il n'aurait probablement pas pu réunir les conditions requises pour l'écriture d'une œuvre aussi monumentale, en particulier sa *Nosographie*, à partir de laquelle se construira l'édifice psychiatrique. Il convient donc de prendre la mesure du chaos ambiant qui régnait alors en France.

2. La Révolution française aux portes de Bicêtre

La Révolution française peut être considérée comme la conséquence directe de la crise qui, tout au long du XVIIIe siècle, a miné les fondations d'institutions pluriséculaires, et que l'on croyait indestructibles. Elle fut morale, spirituelle, intellectuelle, sociale, mais aussi financière, du fait des guerres à répétition qui avaient conduit le royaume au bord de la banqueroute. Le mouvement intellectuel inauguré par le Siècle des Lumières a pour ainsi dire anticipé la République, puisque, depuis plusieurs décennies déjà, une nouvelle conception de la connaissance, de l'homme et de la société s'était imposée, en rupture radicale avec les valeurs de l'Ancien Régime. En ce sens la Révolution fut principalement idéologique, établie dans les esprits avant même sa réalisation effective, les idées subversives gagnant aussi bien la noblesse que l'armée, ce qui explique la rapidité de l'effondrement de l'édifice monarchique.

Le désordre, à Versailles comme à Paris, était devenu incontrôlable, et le Royaume, impuissant, ne put qu'assister à cette marche inaugurale sur la Bastille, au matin du 14 juillet 1789. Son gouverneur, le marquis de Launay, fut maltraité, puis assassiné, son corps dépecé et sa tête promenée au bout d'une pique. Ce détail est d'une importance capitale, précise Philippe Pichot-Bravard :

> « L'irréparable venait d'être commis. Cette tête était la première d'une collection pharaonique. Immédiatement, la foule prit goût au sang. [...] Dans les heures qui suivirent, des tribunaux populaires s'établirent aux quatre coins de Paris, prononçant des sentences expéditives[1]. »

La sauvagerie de ces premiers supplices venait d'inaugurer le règne de la Terreur. Dans les jours qui suivirent la prise de la Bastille, et tout au long des années 1790, 1791 et 1792, le désordre et les émeutes se répandirent sur l'ensemble du royaume. Châteaux, manoirs et maisons de notables furent envahis et pillés, les assassinats et les massacres perpétrés sans aucune retenue. Ces débordements anarchiques et spontanés ne furent contenus que pour être mieux organisés, puisqu'à compter d'août 1792, ils seront politiquement encadrés par le gouvernement révolutionnaire de manière à « régénérer »

---

[1] Philippe Pichot-Bravard, *La Révolution française*, Versailles, VIA ROMANA, 2015, p. 59.

la France, ce qui consistait, en fait, à régénérer le citoyen selon des principes républicains, autrement dit à s'emparer de son intériorité afin de mieux la remodeler. Pour ce faire, « les Jacobins se servirent de plusieurs instruments : la loi, l'éducation, le calendrier, la religion civile, les fêtes civiques, la guillotine et les colonnes infernales[1] ». Il fallait « former le citoyen » par une législation sur mesure, dont le champ d'intervention était désormais illimité, ou encore par l'emprisonnement, pour les plus réfractaires. En cas d'échec, même supposé ou probable, c'est-à-dire pour ceux que l'on considérait comme irrécupérables, la condamnation à mort était prononcée après un jugement expéditif par le Tribunal révolutionnaire. Pour Robespierre et le gouvernement, la Terreur devenait le bras armé de la vertu civique. Le paroxysme de sa radicalisation sera atteint, par étapes successives, au cours de l'hiver 1793-1794. Ainsi, partout en province, on pouvait communément décider de plusieurs centaines d'exécutions par semaine, par la guillotine, au fusil, au canon chargé à la mitraille, ou encore par noyade – 4800 personnes dans la Loire en deux mois – le plus souvent assorties de viols et d'actes de barbarie. La population vendéenne s'étant soulevée unanimement contre la Convention, on décida d'y remédier par son extermination systématique. Les « colonnes infernales », dépêchées sur place, firent deux cent mille morts en quelques mois, soit le tiers de la population des paroisses insurgées. À Paris, les têtes continuaient à tomber à un rythme effréné depuis la Révolution, mais la guillotine trouva son plein rendement en juin 1794, lorsqu'on allégea de façon substantielle, par simple décret, les formalités judiciaires qui permettaient au tribunal révolutionnaire de prononcer les condamnations dans la capitale. Débute alors ce que les historiens ont appelé la « grande Terreur » : un carnage industriel

[1] *Ibid.*, p. 201.

s'instaure, on décrit des ruisseaux de sang dévalant les ruelles.

On tend à s'accorder, pour expliquer ces massacres, sur le fait que les révolutionnaires ont repris à leur compte certaines idées des philosophes des Lumières, puisqu'ils ne seront pas moins animés de cet objectif essentiel qui était de créer un homme nouveau par régénération de l'homme ancien, ce qui légitimait son élimination pure et simple en cas de refus. Les meurtres étaient par ailleurs grandement facilités par le matérialisme ambiant, si l'on considère que le rebelle n'était que matière, un assemblage de particules sans âme. Dès lors, on peut en déduire, d'après l'analyse qu'en fait Philippe Pichot-Bravard, que « tuer un individu, saigner un animal, brûler un meuble ou piétiner une montre, c'est tout un[1] ». La patrie, qui plus est, n'était pas parvenue à l'intégrer à son édifice, lui faisant perdre, par là même, la protection qu'aurait pu lui apporter la Déclaration des droits de l'homme et du citoyen.

C'est à l'acmé de cette barbarie que Philippe Pinel se retire à Bicêtre. Il y a là une concordance des dates qui devait nous faire préciser cet aspect du contexte historique dans lequel est née la psychiatrie. Et l'on peut s'interroger sur le silence absolu que fit porter son fondateur, de même que ses biographes, sur ces troubles sanglants, ceci contrastant avec la clameur qui se faisait entendre au dehors de l'asile, à ses portes, plus exactement. Il nous reste l'impression qu'une fois refermées les grilles de Bicêtre derrière lui, Philippe Pinel s'est intégré au monde de la folie, emportant avec lui le bagage scientifique qu'il s'était constitué, et s'est trouvé incité à en sortir le moins possible, sa tête pouvant tout aussi bien suivre celle de tant d'autres au bout d'une pique. Ce n'est pas là que simple

[1] *Ibid.*, p. 200.

supposition. Philippe Pinel était un bourgeois, et l'on ne doit la préservation de la population de l'hôpital des exactions meurtrières qu'à cette particularité que les fous n'étaient pas même humains, et ne pouvaient donc être suspects de gripper les rouages de la République. Il faut en effet se rappeler qu'à l'inverse, toutes les prisons de Paris se sont très rapidement purgées de leur contenu pour emprunter le chemin de la guillotine, sans plus de procès. Ces éléments étayent donc l'hypothèse selon laquelle la psychiatrie s'est constituée d'emblée dans un univers clôt sur lui-même, non seulement par stigmatisation sociale, mais également du fait des évènements politiques du moment. On peut dire que la folie, à l'intérieur de l'asile, a été d'autant plus prise au sérieux que la Terreur régnait à l'extérieur. Cet isolement ne fut pas seulement concret, il l'était aussi du point de vue conceptuel puisque la théorie s'est développée sans autre influence que celle de la science. Elle n'a puisé dans la pensée des Lumières que ce qui relevait de l'empirisme le plus expérimental, ceci au service de la production de son objet d'étude, le futur malade mental, que l'on décrira désormais dans les moindres détails. Même la philosophie, dont on aurait pu attendre qu'elle participe davantage à changer la condition de l'aliéné, ne put véritablement se frayer un chemin au travers de l'asile, si ce n'est par pure convenance.

La psychiatrie prit donc son envol il y a deux siècles du fait de ce contexte particulier, mais également par la volonté d'un homme qui deviendra légende. C'est cette alliance qui permit de révolutionner la prise en charge de la folie, aussi faut-il maintenant extraire quelques caractéristiques de la personnalité et de l'itinéraire de vie de Philippe Pinel pour le comprendre.

Chapitre II
Éléments de biographie pinélienne

En reprenant en détail sa biographie, ainsi que la lecture de ses écrits, on s'aperçoit qu'il n'est pas seulement un produit de l'Histoire, mais aussi qu'il a méthodiquement construit la renommée sur laquelle va se bâtir l'avenir de la psychiatrie. Elle se fera, d'une part, sur fond de respectabilité médicale et de conformisme social, et sera, d'autre part, appuyée sur une fiction élevée à la dignité du mythe. Ce sont ces éléments qui décideront de la postérité d'un certain savoir sur la folie.

Si l'environnement sociopolitique et culturel que l'on doit au Siècle des Lumières constitue bien la trame à partir de laquelle va se forger son itinéraire, on peut toutefois avancer qu'il n'aurait pas suffi à porter son destin, ni amener la psychiatrie à se propager en France, si celle-ci n'avait pas été une émanation directe de la médecine clinique traditionnelle, celle des organes. Son fondateur, contrairement à ce qui est admis dans la pensée collective, était avant tout médecin généraliste – interniste, dirions-nous de nos jours – et très accessoirement aliéniste, une dénomination que l'on peut attribuer à ses élèves, Jean-Étienne Esquirol (1772-1840) et Jean-Pierre Falret (1794-1870).

Deux mythes vont ensuite dessiner l'avenir de l'asile. Le premier concerne l'invention du traitement moral. Il fut, au-delà des intentions premières, beaucoup moins généreux qu'on a bien voulu le dire, puisqu'il était, avant tout, pragmatique et politiquement induit. On retiendra également que sa portée fut très exagérée au regard des faits, son « usage » n'ayant été que de très courte durée, rapidement remplacé par l'institutionnalisation du malade à visée thérapeutique et sécuritaire. Le deuxième mythe voudrait que Philippe Pinel ait libéré les insensés de leurs chaînes. Tout comme le premier acte, il s'agit en fait de la captation d'une innovation que l'on doit au dénommé Philippe Pussin (1745-1811). Si le précédent peut être, à la rigueur, considéré comme une entorse faite à la vérité, celui-ci, en revanche, est un mythe, au sens fort du terme. Ce n'est pas qu'il n'ait été mis à jour, mais il n'est que rarement signalé dans les manuels spécialisés, et si c'est le cas, toujours sans trop le préciser, ni insister sur ses conséquences. L'étudiant, et même le psychiatre, souvent l'ignoreront, ou ne le connaîtront que par ouï-dire. Il fut longuement répété dans l'histoire de la psychiatrie française, en dépit des contradictions et invraisemblances, au point que nombre d'historiens s'en feront l'écho, sans plus de recherches contradictoires, alors que l'on attendrait plutôt d'eux qu'ils sachent critiquer documents et témoignages. Il continue de s'imposer à tout un chacun, alors même que nous connaissons les faits, ce qui justifie en soi que l'on rende compte de son émergence, et aussi que l'on étudie ce que fut sa fonction, pour être promis à un tel avenir.

Philippe Pinel est celui qui inventa la psychiatrie en France. Il faut donc commencer par établir ce que fut sa trajectoire intellectuelle.

1. Le médecin naturaliste

Tout était en place pour que son parcours se détermine, l'époque étant alors toute disposée à accueillir les nombreuses innovations positivistes qui fleurissaient alors. Quiconque avait l'ambition de développer un domaine de recherche, quel qu'il fut, pouvait susciter l'intérêt du pouvoir en place, pourvu qu'il respectât un cadre scientifiquement codifié et soit en phase avec les attentes d'une société transformée par le Siècle des Lumières. Les investigations intellectuelles de Philippe Pinel ne pouvaient donc être dissociées des avancées scientifiques de ses contemporains, ceci d'autant que ses ambitions personnelles étaient élevées.

Peu servi par sa timidité naturelle, bègue et de petite taille, il survivait difficilement dans la capitale de l'Ancien Régime depuis son arrivée pour y faire carrière, en 1778. Il avait alors trente-trois ans et était diplômé de médecine à Toulouse depuis déjà cinq années. Son ascension fut assez vite contrariée puisque les médecins formés en province étaient interdits d'exercer à Paris. Il échouera à trois reprises au concours de la faculté qui lui aurait permis d'être nommé « Docteur régent », et ainsi autoriser sa pratique. Deux ans plus tard, en 1784, on lui refusera la charge de médecin à la Cour, une autre voie qui lui aurait permis le libre exercice sur toute l'étendue du royaume. Il renonce alors à intégrer le milieu médical par les voies conventionnelles, et trouve un emploi à la « maison Belhomme », en 1786. Il s'agit d'une pension privée qui reçoit des malades atteints de troubles psychiatriques, confiés par des familles nobles et aisées. Il y côtoie peu de clients, et ceux-ci n'ont rien de comparable avec la population qu'il rencontrera plus tard à l'asile, mais cela lui permet d'effectuer ses premières observations. Il y restera jusqu'en 1793, l'année de son entrée à l'hôpital Bicêtre, où il obtient refuge.

C'est donc un parcours clinique plutôt terne au regard de la renommée qu'il obtiendra dans le même temps, mais ceci dans un tout autre registre. Ce n'est pas en effet son statut de médecin qui lui permettra d'acquérir la reconnaissance professionnelle et sociale qu'il recherchait, mais le réseau relationnel qu'il saura rapidement se constituer en se rapprochant des notables scientifiques les plus en vue. Ce projet avait en fait débuté dès son arrivée à Paris puisqu'il choisit d'intégrer ce qui est alors le *Jardin des Plantes* – plus tard transformé en *Muséum d'histoire naturelle*. C'est ici que va être fondée la *Société linnéenne*, en hommage au naturaliste suédois, puis, de celle-ci, sera issue la *Société d'histoire naturelle*, en 1790, que Philippe Pinel rejoint la même année, et qui concentrera tout ce que la capitale compte d'esprits scientifiques. Outre les médecins et naturalistes de l'époque, il va y côtoyer Jean-Baptiste Lamarck, Etienne Geoffroy Saint-Hilaire, Georges Cuvier, Antoine Lavoisier… Pinel en est le secrétaire, et il y présente régulièrement, en tant que naturaliste, des mémoires d'anatomie animale et de zoologie. Il produira également un rapport en vue d'établir une ménagerie au Muséum, qui sera adopté, ceci afin d'observer les « caractères distinctifs des animaux et la connaissance de leurs mœurs », aussi pour savoir « jusqu'à quel point l'esclavage change [leur] caractère »[1]. La reconnaissance par ses pairs s'établit rapidement grâce aux conférences qu'il donne à l'Académie des sciences, ainsi que par de très nombreuses publications[2], qui visent principalement à établir des critères rigoureux permettant de classifier les espèces animales, quelques années, donc, avant qu'il ne transpose ces préoccupations à l'être

---

[1] Aubin Louis Millin, Philippe Pinel, Alexandre Théodore Brongniart, *Rapport fait à la Société d'histoire naturelle de Paris sur la nécessité d'établir une ménagerie*, Paris, Boileau, 1792.

[2] Philippe Pinel, « Sur des vices originaires de conformation des parties génitales, et sur le caractère apparent ou réel des hermaphrodites », *Journal de physique*, 35, 1789 ; « Sur les moyens de préparer les quadrupèdes et les oiseaux destinés à former des collections d'histoire naturelle », *Journal de physique*, 39, 1791 ; « Sur une nouvelle méthode de classification des quadrupèdes, fondée sur la structure mécanique des parties osseuses qui servent à l'articulation de la mâchoire inférieure », *Journal de physique*, 41, 1792 ; « Nouvelles observations sur la structure et la conformation des os de la tête de l'éléphant », *Journal de physique*, 43, 1793 ; « Observations sur le cerveau ossifié d'un bœuf », *Journal de physique*, 42, 1793.

humain. C'est durant cette période, par ses travaux, ainsi qu'à travers les échanges entretenus avec des collègues d'horizon divers, que Pinel acquerra la conviction que la médecine doit être gouvernée, elle aussi, selon des principes scientifiques, une position qu'il n'aura de cesse d'affermir, et qu'il fera connaître :

> « C'était moins dans les livres que dans les amphithéâtres qu'il fallait saisir les détails et l'ensemble de tout ce que la structure et la conformation du corps de l'homme pouvaient offrir d'admirable, et l'éclairant surtout par des recherches de zoologie. C'était en étudiant avec soin la collection la plus riche et la plus profondément combinée des végétaux de l'ancien et du nouveau monde, qu'on pouvait justement apprécier le système fécond et régulier qui les enchaîne et qui est le fruit de plus d'un siècle d'observations et de recherches. N'avais-je point encore d'autres modèles à me proposer dans la série des découvertes faites dans la physique expérimentale, comme dans l'analyse chimique, des substances végétales et animales ? Ne m'ouvrait-elle point une double source d'instruction, soit par des exemples nombreux d'une juste application à la science médicale, soit pour apprendre à décomposer un objet compliqué dans ses éléments simples, et à parvenir dans la suite à la détermination des divers genres de maladies et aux résultats que peuvent donner leurs réunions variées[1]. »

Grâce à son immersion dans le milieu scientifique et politique d'une époque en pleine effervescence intellectuelle, et par l'ascendant qu'il prendra sur une médecine académique portée par l'engouement général pour le positivisme, il deviendra, au moment de son entrée à Bicêtre, à 48 ans, c'est-à-dire avant toute connaissance du milieu psychiatrique, un professeur éminent de la

---

[1] P. Pinel, *Nosographie philosophique ou méthode d'analyse appliqué à la médecine*, Paris, Richard, Caille et Ravier, 1818, p. lxxiij- lxxv.

nouvelle École de Médecine de Paris, créée pour remplacer la Faculté royale abolie. En parvenant à être décoré de la Légion d'honneur, en 1803, et par sa nomination comme médecin consultant de l'Empereur en 1805 – ce que l'Ancien Régime lui avait refusé auprès de la Cour – il prend une revanche définitive sur ses débuts difficiles.

C'est donc par le hasard de circonstances historiques, sociales et personnelles, qu'il parviendra à opérer cette ascension fulgurante. Il saura en user pour consolider son influence, et, surtout, pour faire valoir ses théories, d'abord médicales, ensuite sur la folie. Trois ouvrages seront ainsi propulsés au rang de savoir universel : sa *Nosographie*[1] (six éditions), le *Traité médico-philosophique*[2] (deux éditions), la *Médecine clinique*[3] (trois éditions).

Mais, avant d'aborder ces écrits et l'incidence qu'ils auront ensuite sur la profession, il nous faut quitter le naturaliste, et éclairer la période intermédiaire que constituent ses débuts à Bicêtre, puisque c'est le moment clé de son parcours où va se construire la légende, celle qui lui permettra de propager son œuvre.

---

[1] *Ibid.,* 1798, 1804, 1807, 1810, 1813 et 1818.

[2] P. Pinel, *Traité médico-philosophique sur l'aliénation mentale*, Paris, Brosson, 1800 et 1809.

[3] P. Pinel, *La médecine clinique rendue plus précise et plus exacte par l'application de l'analyse, ou recueil et résultat d'observations sur les maladies aiguës faites à la Salpêtrière*, Paris, Brosson, 1802, 1804 et 1815.

2. Mythologies

a. Le traitement moral

Philippe Pinel prend ses fonctions à l'hôpital Bicêtre le 11 septembre 1793. À l'époque de la modernité et aux portes de ce que sera bientôt la révolution industrielle, on se devait de trouver une solution rationnelle à la déplorable image que donnaient les hôpitaux, le plus souvent des zones de non-droit encombrées de reclus de droit commun. Cette confusion conduisit l'État à multiplier les projets d'envergure afin de trouver des critères médicaux pouvant établir un tri des malades admis dans les établissements de la capitale, et déplacer vers l'asile ceux que l'on jugeait susceptibles d'être atteint d'un désordre mental. Il devenait alors essentiel de faire concourir la médecine au « traitement » de la folie. C'est dans ce contexte que Pinel fut nommé médecin des infirmeries de l'hôpital, alors qu'il n'avait pas encore d'expérience en matière « d'urgences psychiatriques ». Il ne s'occupe donc pas initialement du secteur appelé Saint-Prix, où sont logés – ou plutôt incarcérés – les « aliénés d'esprit », réputés incurables après un séjour à l'Hôtel-Dieu, où leur ont été administrés, pendant quelques semaines, les traitements dont on disposait à l'époque. Ici œuvre déjà un dénommé Jean-Baptiste Pussin, ancien garçon tanneur autodidacte, devenu « gouverneur en charge du quartier des fous » de cette institution en 1785[1], soit huit ans avant l'arrivée de Pinel. Pour comprendre le

[1] Il est en fait entré à Bicêtre bien auparavant, en 1771, à l'âge de 25 ans, comme infirme au pronostic vital en principe engagé, puisque souffrant « d'humeurs froides », alors incurables, mais dont on sait aujourd'hui qu'elles étaient d'origine tuberculeuse. Il survivra pourtant, et y fera carrière, bien au fait de tous les rouages institutionnels.

contexte de cette rencontre, il faut prendre la mesure de ce qu'était alors Saint-Prix à cette époque, décrit par Louis-Sébastien Mercier dans son « Tableau de Paris » :

> « Un ulcère terrible sur le corps politique ; ulcère large, profond, sanieux, qu'on ne saurait envisager qu'en détournant les regards. Jusqu'à l'air du lieu, que l'on sent à quatre cents toises, tout vous dit que vous approchez d'un lieu de force, d'un asile de misère, de dégradation, d'infortune…[1] »

Jusqu'alors, partout où ils étaient enfermés, les fous ne bénéficiaient d'aucun soin en dehors d'un enchaînement quasi-systématique, ceci sous la surveillance d'un personnel s'amusant volontiers des furieux que l'on provoquait à l'envie, parfois en échange d'une rémunération pour qui souhaitait assister à pareille curiosité. La tradition voulait qu'en réponse à l'insupportable déraison qui faisait perdre toute dignité à celui qui en était atteint, la maltraitance ait légitimité de s'exercer, tout autant que sur un animal. À l'hôpital Bicêtre, pourtant, une approche toute différente était en marche, celle dont s'inspirera Pinel, et qui va contribuer à le faire entrer dans l'Histoire.

Lorsqu'il se rend à Saint-Prix, il n'a pas de rôle actif, comme on pourrait l'attendre d'un médecin-chef, mais, faute d'expérience, aura la présence d'esprit de n'être que l'observateur attentif du travail de Jean-Baptiste Pussin. Il marquera d'emblée un intérêt pour la méthode empirique que celui-ci avait progressivement développée, fondée sur l'observation, l'expérience pratique, et où priment le respect du fou, l'attention portée à ce qui s'apparente déjà à du soin, ainsi qu'à l'organisation méthodique de ses

[1] Louis-Sébastien Mercier, *Le tableau de Paris* [1781], Paris, Maspero, 1979, p. 79-80.

conditions de vie. Dans un mémoire rédigé en 1797[1], Pussin expose sa méthode, insistant sur les « remèdes moraux » par lesquels il dit avoir toujours combattu la folie. Il s'agissait de leur proposer un travail modéré, « tant par l'exercice qu'il procure, que par la distraction qu'il opère », de les traiter surtout « avec douceur, leur en imposer, mais ne pas les maltraiter, gagner leur confiance, combattre l'objet qui les a affectés, et leur faire envisager un avenir plus heureux ». Les moyens de répression sont utilisés avec mesure pour les convaincre qu'un changement de comportement leur serait bénéfique, et Pussin pose comme principe l'interdiction de frapper les fous, en aucune manière, avec renvoi des contrevenants. Il fait ainsi la démonstration, c'est-à-dire seul à l'encontre des usages, qu'il y a une prise possible sur l'insensé puisqu'il persiste un reste de raison avec lequel on peut dialoguer, et sur lequel il est possible de peser. En s'adressant ainsi aux reclus, il reconnaissait une subjectivité aux côtés d'un dérangement de l'esprit, et contredisait le savoir de l'époque voulant que le fou soit dénué de toute humanité. On pouvait dès lors observer que la fureur des aliénés, faute d'être exacerbée par les coups et la maltraitance, s'en trouvait considérablement diminuée.

Voici ce que Philippe Pinel nous livre de ses débuts à Bicêtre dans l'introduction de son *Traité* :

> « J'eus des entretiens réitérés avec l'homme qui connaissait le mieux leur état antérieur et leurs idées délirantes : attention extrême pour ménager toutes les prétentions de son amour-propre, questions variées et souvent reportées sur le même objet, lorsque les réponses étaient obscures, point d'opposition de ma part à ce qu'il avançait de douteux ou de peu probable, mais renvoi tacite à un examen ultérieur pour

---

[1] Publié par Dora B. Weiner dans : « Philippe Pinel et l'abolition des chaînes : un document retrouvé », *L'Information psychiatrique*, vol. 56, n° 2, 1980.

l'éclaircir ou le rectifier ; telle est la marche que j'ai suivie pendant près de deux années, pour enrichir la doctrine médicale de l'aliénation de toutes les lumières acquises par une sorte d'empirisme, ou plutôt pour compléter la première et ramener l'autre à des principes généraux dont elle était dépourvue[1]. »

On a bien le sentiment, devant cette attention soutenue – deux ans – que Pinel n'est pas en terrain familier, mais plutôt dans la situation d'un anthropologue qui doit se départir de ses présupposés socioculturels afin de s'imprégner de ce qu'il découvre. Ce n'est qu'ensuite qu'il s'appropriera cette toute nouvelle approche de la folie qu'il appellera « aliénation mentale ». Le « traitement moral » obtiendra sa notoriété par le travail de mise en forme de « l'empirisme » de Pussin selon des « principes généraux » et un langage médical sans lequel il serait resté à l'état de particularisme local. Aidé par sa renommée nouvellement conquise, il fait non seulement savoir que le fou peut guérir, alors qu'il était auparavant incurable et logé à la même enseigne que tous les autres perturbateurs de l'ordre social, mais il montre également que c'est à inciter le malade à porter son propre regard sur sa folie grâce à la part préservée de sa raison, que celui-ci peut ouvrir la voie à son rétablissement. Ceci au sens où ce qu'il vit est non pas déchiffrable, comme on l'a souvent prétendu, mais modifiable. Mû par une authentique sollicitude envers l'humanité souffrante, qu'il distinguera toujours d'une assemblée de coupables qu'il conviendrait de punir, Philippe Pinel donnera au concept sa dimension universelle dans son *Traité médico-philosophique*, en 1800, puis en 1809, dans une seconde édition remaniée.

[1] P. Pinel, *Traité médico-philosophique…*, *op. cit.*, 1809, p. xxix-xxx.

Plusieurs précisions s'imposent toutefois, concernant ce « traitement moral », passé à la postérité pour des générations de psychiatres, et considéré comme une révolution majeure dans le traitement de l'aliénation mentale.

Il y avait des précédents puisque de nombreux articles et traités avaient déjà été consacrés à la médecine de l'âme depuis la fin du XVIIIe siècle. Très cultivé, Philippe Pinel n'ignorait certainement pas la littérature publiée à ce sujet, et il s'en inspirera probablement pour théoriser la pratique de Pussin. Il cite ainsi Wiliam Tuke (1732-1822) dans la préface de ses deux éditions du *Traité*, qui fut, vers 1791, l'inventeur du traitement moral en Angleterre et fondateur de la Retraite d'York, une institution sans égale, à l'époque, pour l'accueil de la folie. Joseph Daquin (1732-1815), à Chambéry, avait également entrepris de traiter les aliénés avec douceur et humanité. On sait que la deuxième édition de son maître ouvrage, *La philosophie de la folie*[1], fut dédiée et adressée à Pinel, en 1804, sans pour autant que celui-ci n'en fasse jamais état.

Si l'on se rapporte maintenant aux écrits publiés à la *Gazette de Santé* avant 1793[2], et qui rendent compte de sa pratique psychiatrique à la maison Belhomme, on constate que, pour lui, à ce moment, la perte de raison est encore complète, et l'on ne voit pas qu'il communique avec un malade accessible par la pensée, ou qu'il soit en recherche d'une quelconque coopération de l'aliéné. Le traitement est imposé du dehors, le plus souvent par des moyens

---

[1] Joseph Daquin, *La philosophie de la folie ou Essai philosophique sur le traitement des personnes attaquées de folie* [1792], Paris, Hachette Bnf, 2017.

[2] On peut s'y référer dans : Jacques Postel, *Genèse de la psychiatrie. Les premiers écrits de Philippe Pinel*, Le Plessis-Robinson, Institut Synthélabo, 1998, et dans : Philippe Mangin, *Contribution à l'étude des premières publications de Philippe Pinel consacrées à l'Aliénation mentale*, thèse de médecine, Toulouse, 1977-1978.

physiques ou médicamenteux. Et pour ce qu'il a perdu de raison, ce sera l'institution, exemplaire par son organisation, et l'autorité unique du médecin qui la lui « rendront » sous la forme d'une adaptation au milieu, préfigurant ainsi ce qu'il mettra en place à Bicêtre, puis à la Salpêtrière. Les malades dont s'occupe Pinel sont calmes, en tout cas, et l'on peut dire qu'il n'avait encore jamais été au contact de la véritable folie avant d'arriver à Saint-Prix. Son rapport à la déraison était alors imprégné des présupposés de son époque, si l'on en juge par l'attention curieuse qu'il manifeste alors face à l'empirisme de Pussin, et ceci en dépit des publications contraires qui commençaient à se faire insistantes. On peut donc confirmer que c'est bien davantage ce qu'il observe à Bicêtre qui lui permet de mettre en forme son « traitement moral », une dette qu'il reconnaîtra parfois dans ses écrits[1].

Mais portons maintenant un regard critique sur la portée concrète de cette « révolution ». « Les préceptes généraux à suivre dans le traitement moral » se situent dans la section IV de la deuxième édition du *Traité médico-philosophique* qui s'intitule : « Police intérieure, et règles à suivre dans les établissements consacrés aux aliénés. » Ce n'est que le chapitre VIII de cette partie qui en compte douze au total, et ne totalise que treize pages sur les quatre cent quatre-vingt-seize que compte l'ouvrage. Ce n'est donc qu'une partie très restreinte et accessoire de la doctrine par ailleurs exposée, et consacrée à de tout autres préoccupations, en particulier nosographiques et sécuritaires.

[1] On pourra se reporter, parmi d'autres témoignages, à l'article de Jack Juchet, « Jean-Baptiste Pussin et Philippe Pinel à Bicêtre an 1973. Une rencontre, une complicité, une dette », *Philippe Pinel*, Paris, Les empêcheurs de penser en rond, 1994, p. 55-70.

On lit qu'il se résumait en fait à obtenir une coopération minimale du malade afin de lui faire admettre le caractère déraisonnable de ses croyances. Philippe Pinel signale lui-même, en de multiples endroits, qu'il devait utiliser la répression violente pour y parvenir, ou recourir au chantage, très clairement, ce qui était, pour lui, de l'ordre de « l'influence morale ». Il faut ici citer un passage du *Traité* pour s'en convaincre et reconsidérer la présentation parfois trop bienveillante qui nous reste de cette pratique :

> « Une autre femme, âgée de quarante ans, était si furieuse et si indomptée, [qu'on] lui appliqua aussitôt une camisole à sangles en serrant fortement et en produisant une vive rétraction des épaules en arrière ; elle ne put soutenir cet état de contrainte au-delà d'une heure ; elle demanda grâce, et depuis cette époque elle n'a plus frappé personne, quoiqu'elle ait encore continué longtemps d'être en délire. Si elle vient à tenir des propos injurieux, il suffit de lui parler de la camisole, et elle rentre aussitôt dans l'ordre et devient tranquille. Cette sorte de répression ne paraît pouvoir être soutenue que pendant un temps très limité ; elle est en effet suivie d'abord d'un malaise et d'une grande gêne de la respiration, à cause de la forte distension des muscles de la poitrine ; puis viennent des fadeurs d'estomac et des anxiétés insupportables, en sorte que l'aliéné est obligé de demander grâce, et qu'il en conserve un long souvenir. Les douches, considérées comme moyen de répression, suffisent souvent pour soumettre à la loi générale d'un travail des mains une aliénée qui en est susceptible, pour vaincre un refus obstiné de nourriture et dompter les aliénées entraînées par une sorte d'humeur turbulente et raisonnée. On profite alors de la circonstance du bain, on rappelle la faute commise ou l'omission d'un devoir important, et à l'aide d'un robinet on lâche brusquement un courant d'eau froide sur la tête, ce qui déconcerte souvent l'aliénée ou écarte une idée prédominante, par une impression forte et inattendue : veut-elle s'obstiner, on réitère la douche, mais en évitant avec soin un

ton de dureté et des termes choquants propres à révolter ; on lui fait entendre, au contraire, que c'est pour son propre avantage et avec regret qu'on a recours à ces mesures violentes, et on y mêle quelquefois la plaisanterie, en ayant soin de ne pas la porter trop loin. L'obstination vient-elle à cesser, aussitôt cette répression est suspendue, et on fait succéder le ton d'une bienveillance affectueuse[1]. »

Ce que Philippe Pinel appelle « traitement moral », est en fait une pratique qui alterne fermeté, punition, répression, dialogue et bienveillance, le tout à visée très pragmatique. Ce qui est évité, ce sont les mauvais traitements infligés aux aliénés de manière désordonnée, disproportionnée, et sans autre finalité que d'opposer une brutalité à la fureur, comme c'était de tradition à l'époque. Puisqu'il avait été observé, avec Pussin, que l'état de déraison était partiel et souvent passager, dans bien des cas, il pouvait suffire de faire preuve d'un usage raisonné et scientifique de la violence, ce qui était déjà une avancée considérable compte tenu du contexte social, et ne pouvait que susciter l'admiration et le respect du grand public, peu habitué à pareille sollicitude.

C'est, à en croire Philippe Pinel, l'enseignement qu'aura retenu Jean Esquirol, le premier de ces illustres élèves, et qui fait écho, à s'y méprendre, à ce que Pussin avait déjà mis en œuvre à l'hôpital Bicêtre :

« C'est durant des visites familières ou la promenade, que le docteur Esquirol applique avec habileté le traitement moral au déclin de la manie ou durant la convalescence. Il console l'un, encourage l'autre, s'entretient avec un mélancolique et cherche à dissiper ses illusions chimériques ; il étudie la suite de leurs idées ; il cherche à démêler les affections involontaires qui entretiennent l'égarement de la raison ; tantôt il combat leurs fausses préventions ; tantôt il semble

[1] P. Pinel, *Traité médico-philosophique...*, *op. cit.,* 1809, p. 203-205.

se rapprocher de leurs opinions exagérées, ou même se prêter à leurs frivoles caprices pour obtenir leur bienveillance et préparer ainsi l'heureux effet des avis les plus salutaires[1]. »

Cette promenade bucolique n'est pourtant pas le reflet de ce qui était effectivement pratiqué. Bien que sa bienveillance et ses qualités morales furent de tout temps célébrées, souvent de façon dithyrambique, Esquirol s'employait à une « méthode perturbatrice » et répressive, censée inspirer un sentiment de crainte et provoquer une secousse morale. Parmi d'autres thérapies, on peut lire que

> « la douche agit et par l'action du froid et par la percussion ; elle exerce une action sympathique sur la région de l'épigastre ; elle cause des cardialgies et des envies de vomir : après son action, les malades sont pâles et quelquefois jaunes. Elle agit aussi moralement comme moyen de répression, et souvent une douche suffit pour calmer la fureur, pour rompre des résolutions dangereuses, ou pour forcer un malade à l'obéissance[2]. »

Ainsi peut-on résumer ce qui a contribué à faire la postérité de Philippe Pinel, alors que les effets bénéfiques de la dernière étape du processus répressif, bienveillante et « thérapeutique » sur les croyances erronées, ne furent en fait qu'une constatation établie dans les faits, et décrite, mais exceptionnellement suivie d'application effective, ni même théorisée. Non seulement la très grande majorité du *Traité* est consacrée à la description minutieuse des maladies, celle qui sera reprise par ses successeurs tant elle est précise et indiscutable, mais l'accent est surtout

---

[1] *Ibid.*, p. 574-575.

[2] Jean-Étienne Dominique Esquirol, « De la folie », *Des maladies mentales considérées sous les rapports médical, hygiénique et médico-légal* [1838], t. 1, Paris, Frénésie Éditions, 1989, p. 74.

mis, comme nous le verrons, sur l'organisation de l'institution de sorte qu'elle soit assez diversifiée pour gérer les divers types de pathologies. La thérapeutique, de l'aveu même de Philippe Pinel, était alors bien moins avancée que ne l'était la méthode descriptive. Que ce soit pour le traitement de l'aliénation ou des pathologies somatiques, on devait se contenter de « préceptes vagues[1] » et d'expérimentations, essentiellement basées sur les régimes, les boissons laxatives, les plantes, une alimentation équilibrée, quelques produits chimiques, les bains et les douches, parfois des saignées. Pinel défendait par ailleurs la méthode dite « expectante », expliquée dans sa *Médecine clinique*, qui respecte le plus possible le cours naturel de la maladie « pour ne point augmenter la confusion et l'obscurité qui souvent enveloppe la marche de la maladie par un surcroît de médicaments superflus[2] ». Ceci, dit-il, pour ne pas induire d'artéfacts dans son observation et permettre l'enseignement de cas cliniques à l'état naturel. Ce fut également l'un de ses arguments pour interdire la brutalité des gardiens, puisque la fureur, qui en était la conséquence, ne permettait pas de se faire une idée précise de ce qui revenait à la seule manifestation du mal.

Il faut en tout cas se déprendre de cette croyance que le traitement moral aurait été une forme de psychothérapie avant l'heure. Jamais, dans ses écrits, Phillipe Pinel ne se départit de cette méthode scientifique qui constate, agit, mais ne cherche pas de sens aux faits observés. Les causes de l'aliénation ne sont pas dans la pensée du sujet, mais extérieures à lui-même, c'est-à-dire, environnementale, familiale, organique, héréditaires, relationnelles, sociales. L'individu est vide de tout contenu, simple surface réfléchissante d'évènement fâcheux qu'il vit avec trop

[1] P. Pinel, *Traité médico-philosophique…*, *op. cit.*, 1809, n. 1, p. 402-403.
[2] P. Pinel, *La médecine clinique…*, *op. cit.*, p. 391.

d'intensité. C'est en le contraignant à s'adapter à la norme sociale, *via* l'institution, que son comportement allait pouvoir se redresser. Et il n'était pas, quoi qu'il en soit, envisageable de procéder autrement tant l'afflux de malades encombrait les loges de la Salpêtrière, soit « 450 malades qu'il faut visiter chaque jour[1] », confiées à un médecin chef, son adjoint, Augustin Jacob Landré Beauvais (1772-1840), quelques externes, dont Jean-Etienne Dominique Esquirol, enfin à Jean Baptiste Pussin, le fidèle surveillant. À cela s'ajoute l'examen, entre 1802 et 1805, des « 1077 femmes admises à la Salpêtrière qui paraissaient souffrir d'une maladie mentale[2] ». Le nombre d'hospitalisations pour aliénation a ensuite explosé avec la loi de 1838 du fait de sa nature policière qui médicalisait la dangerosité à l'excès afin de préserver la sûreté publique, aussi parce que toute une population auparavant abandonnée à leur sort était désormais élevée à la dignité de malade que l'asile se devait de soigner. Le gardiennage et les traitements en série devenaient seuls envisageables, faisant très rapidement disparaître toute possibilité de colloque singulier avec l'aliéné. Ce semblant de dialogue instauré par le traitement moral ne durera donc pas, faute de disponibilité à mesure que se consolide l'asile, mais aussi du fait que se répand très vite la thèse d'une organicité de la folie. Il faudra attendre que Sigmund Freud « reprenne la folie au niveau de son langage », nous rappelle Michel Foucault, pour que se reconstitue « un des

---

[1] Extrait de la lettre que Philippe Pinel écrivit le 14 septembre 1802 à Louis Thomas Richard d'Aubigny, conseiller responsable pour la Salpêtrière, publiée par Marcel Candille dans la revue *L'Hôpital à Paris*, n° 52, 1968, p. 425-431.

[2] D. B. Weiner, « Sur les pas de Pinel à la Salpêtrière, d'après des documents inédits », *Histoire des sciences médicales*, t. 31, n° 1, 1997, p. 40.

éléments essentiels d'une expérience réduite au silence par le positivisme »[1].

Par-delà les faits, le traitement moral reste une indiscutable innovation qui changea le regard porté sur la folie et qui constitue encore, à ce jour, un idéal psychiatrique dans l'imaginaire collectif. Un idéal qui allait être encore renforcé par le célèbre geste libérateur de Phillipe Pinel, élevé à la dignité de mythe fondateur. Nous allons voir que la propagande menée par ses élèves et ses descendants pour le diffuser allait être largement relayée du fait d'un climat sociopolitique très favorable, comme en atteste la production d'une œuvre picturale majeure, quelques décennies plus tard, pour un haut lieu de la médecine académique.

b. L'abolition des chaînes

Elle s'intitule : « Pinel libérant les aliénés de leurs fers en 1792. » Nous en étudierons les détails par la suite, mais on peut tout d'abord indiquer qu'elle est aujourd'hui placée dans le vestibule de l'Académie nationale de médecine, dans la « salle des bustes », au-dessus du sien, et en situation nettement privilégiée.

Il s'agit d'une commande qu'elle a sollicité auprès de l'État, en 1848, afin de décorer ses nouveaux locaux de la rue des Saints-Pères, plus tard transférés rue Bonaparte, son adresse actuelle. C'est une institution prestigieuse et une référence incontournable pour la transmission du savoir, puisqu'elle avait pour mission de travailler au perfectionnement de la science médicale et de répondre à

[1] Michel Foucault, *Histoire de la folie à l'âge classique*, Paris, Gallimard, 1972, p. 428.

toutes les questions posées par le gouvernement français dans le domaine de la santé publique.

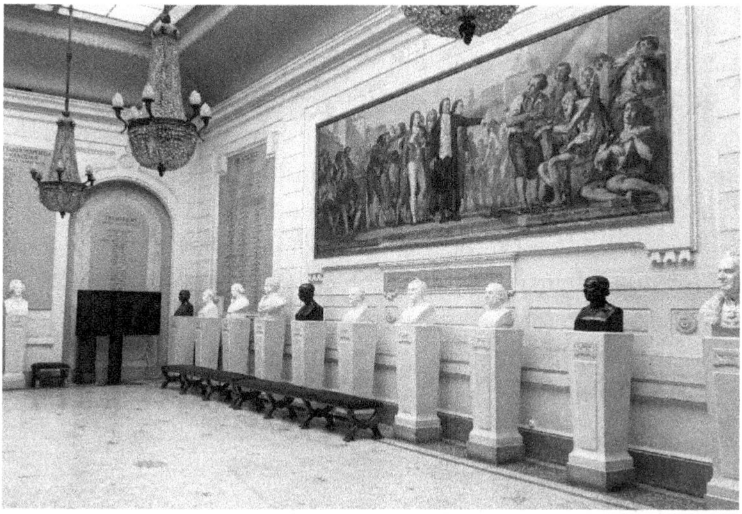

Elle a été fondée en 1820, issue de l'Académie royale de chirurgie et de la Société royale de médecine, auparavant dissociées jusqu'à leur suppression en 1793. Le tableau a été peint par Charles Müller en 1849, un artiste connu pour respecter les goûts officiels et les codes sociaux de son époque, et dont le nom était déjà familier à la direction des Beaux-Arts du ministère de l'Intérieur. Il s'agissait « à la fois de solliciter une aide renouvelée de l'État et de faire acte d'allégeance au nouveau régime[1] ». La révolution de février 1848 vient en effet de mettre fin à dix-huit années de monarchie constitutionnelle et marque

[1] Fabre Côme, « Charles-Louis Müller » dans : Jérôme van Wijland (dir.), Jérôme Farigoule (collab.), Dominique Lobstein (collab.), *Académie nationale de médecine. Catalogue des peintures et des sculptures*, Gand, éditions Snoeck, 2020, p. 313.

une rupture nette dans la politique française puisqu'elle aboutit à la fin de la monarchie. L'une des premières mesures prises au sein de la nouvelle République sera de supprimer les châtiments corporels et la contrainte par corps, d'instaurer le suffrage universel, et de voter l'emblématique loi d'abolition de l'esclavage.

La représentation de Philippe Pinel libérant les aliénés se situe pleinement dans cette mouvance, et explique donc ce choix. La puissance symbolique de l'œuvre est encore renforcée par son association à un autre tableau réalisé par Charles Müller l'année d'après, en 1850. Il représente Dominique-Jean Larrey (1766-1842), qui se saisit d'un bistouri pour traiter un soldat évanoui dans le contexte dangereux d'une bataille, lors de la campagne d'Égypte (1798-1799). On l'a installé dans la bibliothèque de l'Académie, selon la même composition artistique, et dans un cadre imposant, aux exactes dimensions du précédent, soit 2,30 par 5,70 mètres.

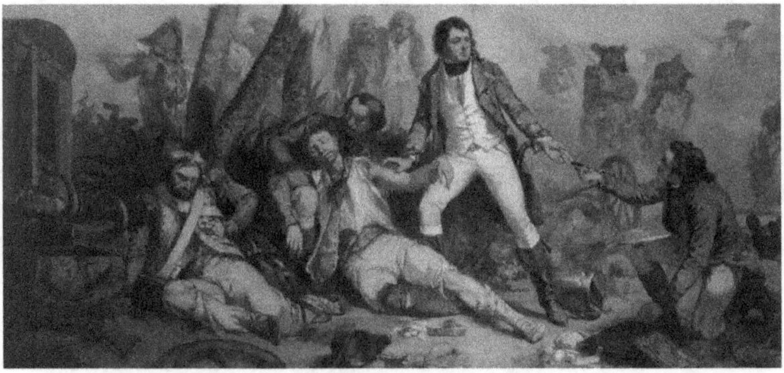

Larrey pansant les blessés sous le feu des ennemis
© Bibliothèque de l'Académie nationale de médecine, photographie Philippe Fuzeau

Le sujet sélectionné porte également sur les hauts faits d'une personnalité médicale moderne, née au XVIIIe siècle[1]. Larrey commence sa carrière en 1787, et devient rapidement le plus éminent chirurgien de guerre de l'époque napoléonienne, innovant et perfectionnant sans relâche la médecine d'urgence (ambulances volantes, amputations rapides, hygiène sur les scènes de combats). Il sera décoré de la Légion d'honneur, intronisé baron, auréolé de nombreuses distinctions. Il est enterré dans le Caveau des Gouverneurs aux Invalides et son nom est inscrit sur la trentième colonne du pilier sud de l'Arc de Triomphe. Une partie de ses entrailles reposent encore aujourd'hui dans une urne de la bibliothèque de l'Académie nationale de médecine.

Les deux œuvres sélectionnées glorifient donc des personnages illustrant les valeurs héritées du Siècle des Lumières et

> « revêtent un évident caractère politique et héroïque, en lien étroit avec le contexte de la Révolution française mais aussi, en écho, avec celui de la révolution de 1848. [...] Érigés en hommes d'action humanitaire contre l'intolérance et la négligence, Pinel et Larrey se battent pour introduire des valeurs républicaines (liberté, fraternité, patriotisme) dans les milieux les plus extrêmes, jusqu'aux confins du monde "civilisé" et en faveur des individus placés en marge de la société[2] ».

Dominique-Jean Larrey éclaire ainsi la notoriété que l'on veut donner à Philippe Pinel, puisque ces destinées se répondent en miroir, et qu'ils sont identifiés l'un à l'autre, incarnant la même hauteur d'âme. Le mythe du Docteur

---

[1] Cet éclairage sociohistorique n'a été possible que par le dialogue poursuivi avec François Léger, conservateur à la bibliothèque de l'Académie nationale de médecine. Qu'il en soit ici remercié.

[2] F. Côme, *op. cit.*, p. 313, 318.

Pinel, déjà constitué de son vivant, trouve ici un nouvel élan politique et atteint sa pleine expression dans la composition même de l'œuvre picturale de Charles Müller, puisqu'il est magnifié selon une interprétation personnelle des faits, à plus d'un titre.

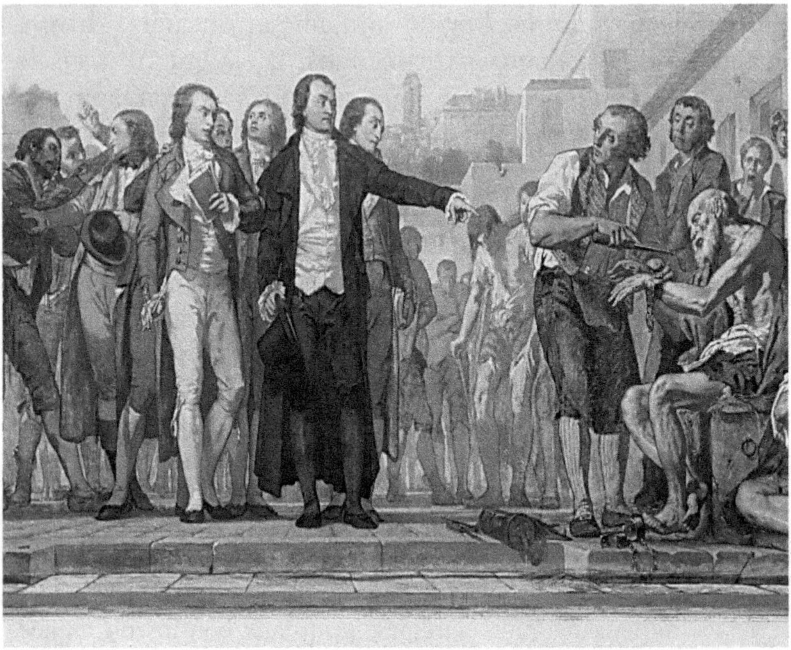

Pinel libérant les aliénés de leurs fers en 1792 (détails)
© Bibliothèque de l'Académie nationale de médecine, photographie Philippe Fuzeau

Philippe Pinel quitte Bicêtre pour la Salpêtrière en 1795, et n'y était arrivé qu'en 1793, soit un an après le geste libérateur décrit par le peintre. La réalité est ici adaptée aux intérêts politiques du moment, puisque l'année 1792 fut une date choisie pour situer la scène au moment de l'abolition de la monarchie et de la proclamation de la première République.

Nous voyons aux côtés de Pinel, mis en valeur par son costume noir et blanc, non pas Pussin, déjà dépossédé de l'aura symbolique qui l'aurait situé dans la continuité humaniste du traitement moral, mais Jean Esquirol, qui, non seulement ne travailla jamais à Bicêtre, mais ne rejoignit Pinel à la Salpêtrière qu'en 1801. Ce n'est donc pas le banal autodidacte, qui fut choisi pour illustrer sur ce tableau la naissance d'une psychiatrie scientifique, et assister son fondateur, mais son prestigieux élève, dont la livrée est aux couleurs de la République, figure emblématique dans laquelle nous sommes incités à nous reconnaître. Ils sont au premier plan, plus grands, visiblement en bonne santé, pleins d'assurance et mieux vêtus que tous ceux qui constituent la masse grouillante, terne, implorante et décharnée qu'ils gouvernent. Esquirol est venu avec un livre afin de venir en aide à l'assemblée qui les entoure, bien inutile en l'occasion, mais qui symbolise le savoir qui va organiser l'existence de cette population de laissés-pour-compte. Les deux notables sont éclairés par une lumière solaire, elle se propage aux aliénés.

L'enfermement, l'un des piliers de la psychiatrie qui s'annonce, est représenté par l'architecture des lieux, faite de hauts murs qui entourent la cour où s'entassent les reclus. À l'intérieur, l'autorité se manifeste par l'attitude ferme de l'un des assesseurs, en arrière-plan, qui, sur la défensive, repousse un fou devenu trop entreprenant. Il est également symbolisé par le geste de Pinel, qui ne libère pas lui-même le vieillard enchaîné, mais ordonne à un infirmier, lequel s'exécute avec soumission. La dissymétrie des rapports de pouvoir est patente, assumée, et préfigure ce que sera toujours la relation médecin malade, même si celle-ci s'astreint à se rendre plus paternaliste à mesure de l'évolution sociétale et de la contestation de citoyens moins compliants.

Le tableau de Charles Müller, autorisé par l'Académie et le financement – considérable pour l'époque – de l'État, glorifia le geste de Philippe Pinel autant, sinon davantage, du fait de sa mise en exergue, que l'immense travail de Dominique-Jean Larrey, pourtant mené au milieu de carnages invraisemblables, et au rythme d'amputations qui se faisaient alors sans anesthésie. Il faut également indiquer une dissymétrie supplémentaire entre les deux hommes, puisque « l'abolition des chaînes », pour ce qui la concerne, fut une histoire créée de toutes pièces.

Philippe Pinel écrit, à propos de l'utilisation généralisée des chaînes de contention :

> « Ce ne fut pas sans un regret extrême que je ne pus voir le terme heureux de cette coutume barbare et routinière ; mais j'étais d'un autre côté tranquille, et je me reposais sur l'habileté du surveillant de cet hospice (M. Pussin), qui n'avait pas moins à cœur de faire cesser cet oubli des vrais principes. Il y parvint heureusement deux années après (4 prairial an VI) [23 mai 1797], et jamais aucune mesure ne fut mieux concertée et suivie d'un succès plus marqué[1]. »

C'est donc Pussin qui réalisa cette transformation révolutionnaire des pratiques psychiatriques, dans le prolongement du traitement moral. Cette mesure ne se généralisera que plus tard, avec son arrivée à la Salpêtrière en 1801, et l'approbation de Pinel, qui a obtenu qu'il le rejoigne comme « surveillant des aliénés »[2].

---

[1] P. Pinel, *Traité médico-philosophique…*, *op. cit.*, 1809, p. 201.

[2] La situation à la Salpêtrière, réservée aux femmes, était encore bien pire que celle qu'il avait laissée à Bicêtre, tant par le nombre de pensionnaires, que du point de vue du cadre de vie qui leur était imposé. Une raison que l'on juge aujourd'hui suffisante pour justifier

Cette appropriation a été délibérément organisée, d'abord par Philippe Pinel lui-même, dans l'introduction de la deuxième édition de son *Traité médico-philosophique*. Elle a été ensuite abondamment relayée, d'abord par Esquirol, son élève :

> « Jusqu'à l'année 1794, les fous étaient enchaînés partout en Europe. On n'imaginait pas qu'on dût mieux faire. Pinel brisa les chaînes qui flétrissaient, qui mutilaient, qui irritaient les malheureux[1]. »

Puis par Jean-Pierre Falret, à la génération suivante, qui disséminera le mythe par son ouvrage majeur *Des maladies mentales et des asiles d'aliénés*. Ainsi cet extrait, parmi bien d'autres :

> « Depuis que Pinel a brisé les chaînes de ces infortunés et ouvert leurs cachots, on a vu peu à peu disparaître presque complètement, chez les aliénés, cette agitation furieuse et féroce qui semblait avoir été en grande partie le produit de ces conséquences extérieures affreuses, au sein desquelles on les avait placés, et dont on ne trouve plus aujourd'hui que de très rares exemples dans nos asiles[2]. »

Ce sera ensuite Scipion Pinel (1795-1859), son fils, qui se prétendra avoir été témoin des faits dans un premier

---

que Pinel, ayant avoué lui-même son impuissance devant une telle désorganisation, fasse preuve de tant d'insistance pour le rapatriement de Pussin.

[1] J. É. D. Esquirol, « Des maisons d'aliénés », *Des maladies mentales considérées sous les rapports médical, hygiénique et médico-légal* [1838], t. 2, *op. cit*, p. 200.

[2] Jean-Pierre Falret, *Des maladies mentales et des asiles d'aliénés. Leçons cliniques & considérations générales*, Paris, Baillière, 1864, p. 689.

article apocryphe[1], suivi d'autres, tout autant affabulatoires[2]. Le relais se fera enfin par son arrière-petit-neveu, René Semelaigne (1835-1934), qui, cent ans plus tard, permettra au mythe libérateur de s'ancrer définitivement dans l'Histoire[3].

La construction de cette fiction sociale s'est donc poursuivie durant tout le XIXe siècle, pour les besoins de la France, et de la pensée psychiatrique.

Elle laissera une empreinte indélébile dans la conscience collective, alors même que la transformation du sort réservé aux aliénés était assez relative dans les faits. Les quartiers d'isolement restent en place et les murs s'érigent rapidement. La camisole de force fait son apparition, remplace avantageusement les fers et se généralise, de même que les moyens de persuasion se diversifient.

On peut également contester l'attribution exclusive de cette révolution sanitaire à la philanthropie personnelle de Philippe Pinel, même si l'on admet qu'il a ensuite accompagné la généralisation de cette pratique. La liberté et l'égalité venaient d'être posées comme principe dans l'article premier de la Déclaration des droits de l'homme et du citoyen de 1789, et l'esprit des Lumières était en marche dans bien d'autres champs de la société. Dans un

---

[1] Scipion Pinel, « Sur l'abolition des chaînes des aliénés, par Philippe Pinel, membre de l'Institut. Notes extraites de ses cahiers, communiqués par M. Pinel fils », *Archives générales de médecine*, t. 2, 1823.

[2] S. Pinel, *Traité complet du régime sanitaire des aliénés ou manuel des établissements qui leur sont consacrés*, Paris, Mauprivez, 1836.

[3] En particulier : René Semelaigne, *Philippe Pinel et son œuvre au point de vue de la médecine mentale* [1888], Paris, L'Harmattan, 2001 ; *Les grands aliénistes français*, Paris, Steinheil, 1894 ; *Aliénistes et philanthropes. Les Pinel et les Tuke*, Paris, Steinheil, 1912 ; *Les pionniers de la psychiatrie française avant et après Pinel*, 2 vol., Paris, Baillière, 1930-1932.

tel contexte, reconnaître le fou comme doué d'humanité n'était pas tout à fait une innovation, et cette « bienveillance » somme toute assez convenue et la moindre des choses à mettre en œuvre. La folie devenait une maladie, politiquement parlant, et l'on imagine mal la société moderne cautionnant une maltraitance caractérisée sur des patients, qui plus est perpétrée par un médecin. Ceci d'autant que, dans le cas de Pinel, il s'agissait d'un personnage déjà célèbre, faisant partie de la bourgeoisie, et qu'il n'eut de cesse de se réclamer de l'héritage d'Hippocrate et de la philosophie des Lumières. Quelles que soient ses qualités morales, la conformité de sa fonction aux attentes sociétales était essentielle au maintien de la position hiérarchique par laquelle il allait pouvoir programmer la diffusion de son œuvre.

Il nous faut maintenant décliner la fonction du mythe. Ce qui pourrait n'être qu'un détail de l'Histoire est en effet devenu, pour les générations suivantes, la pierre angulaire à partir de laquelle s'est bâtie la médecine aliéniste. Les conséquences ne sont pas de faible importance, puisque cela permettra qu'un savoir, encore en gestation en 1793, puisse éclore au grand jour et prendre la portée que l'on donne au legs d'un héros.

3. Fonction du mythe

Puisque le mythe est une réalité culturelle extrêmement complexe qui peut être abordée et interprétée dans des perspectives multiples et complémentaires, il convient de simplifier cette thématique à notre usage, et partir de cette opposition, proposée par Jean Starobinski :

> « Tandis que la fable est elle-même, sous une forme vulgarisée et facile, un moyen universel de "poétiser" toutes

choses, la “mythologie” l'interroge sur ses origines, sur sa portée intellectuelle, sa valeur de révélation, ses liens avec des institutions […][1]. »

La fable n’est donc que fiction, un ornement dont l’autorité et la vérité sont déclarées nulles. Elle n’institue rien, ni dans le récit, ni dans l’action, et se situe davantage dans l’ordre de la croyance, voire du fabuleux et de la superstition des temps anciens, même si elle se résout parfois en une morale. Elle fait partie intégrante de la tradition orale bien avant l’écriture[2], et perd de sa vigueur avec l’avènement de la modernité. Si elle était un genre littéraire qui persistait, ici ou là, au temps de la philosophie des Lumières, on peut dire qu’il fut ensuite révolu. La légende se situerait dans un intervalle entre la fable et le mythe. Il y a bien là un fait historique à la base de sa constitution, mais transformé en un récit dont le caractère merveilleux est aisément repérable. La précision historique est alors accessoire au regard de l’intention, qui est le plus souvent d’ordre spirituel.

Bien que relevant d’une construction imaginaire généralement exagérée, il y a une réalité à la source de tout mythe, reconnue comme fondée pour les sociétés qui le rapportent. Le point de départ se situe dans une circonstance de vie que l’on souhaite magnifier et dont le projet est d’être transmis aux générations futures de manière à infléchir leur rapport au réel. La plupart des mythes renvoient à un temps primordial auquel on n’aura de cesse de se référer, matrice des temps passés, mais avec

---

[1] Jean Starobinski, « Le mythe au XVIIIe siècle », *Critique*, n° 366, 1977, p. 980, et : « Fable et mythologie aux XVIIe et XVIIIe siècle. Dans la littérature et la réflexion théorique », dans : Yves Bonnefoy (dir.), *Dictionnaire des mythologies*, t. 1, Paris, Flammarion, 1999, p. 753.

[2] Les premières fables retrouvées datent de deux mille ans avant notre ère, en Mésopotamie.

cette particularité que sa valeur intrinsèque « provient de ce que les événements, censés se dérouler à un moment du temps, forment aussi une structure permanente[1] ». Il n'a pas comme fonction d'expliquer, mais de justifier et de renforcer des pratiques, qui, elles-mêmes, organisent la société en fonction des valeurs fondamentales d'une communauté à la recherche de sa cohésion. Il se met au service des idées, ici celles, généreuses, de la fin du Siècle des Lumières de l'époque prérévolutionnaire, où l'on défendait un idéal de justice, de liberté, et d'égalité. On ne condamne donc pas ici le mythe en ce qu'il serait extérieur à la raison, d'autant que celui-là fut produit à la fin du XVIIIe siècle. Il n'est pas non plus une allégorie qui dissimulerait quelques vérités, en quelque sorte antérieures à lui-même, mais se constitue d'un processus progrédient initié à partir d'un événement qui n'est pas forcément le fidèle récit des origines. Ce n'est pas tant de taire le geste de Pussin, fait authentique, qui importe, mais de faire en sorte qu'il soit celui du fondateur de l'un des plus puissants courants de pensée que la science ait connu. Il pourra être ainsi mieux propagé et, surtout, emmener avec lui le savoir médical qui lui est attenant.

Contrairement à la tradition orale, qui repose sur la mémoire, et donc – cela a été amplement démontré – évolutive, sujette à caution, distorsions et rumeurs, où chaque version vient recouvrir la précédente, l'écriture, celle de Jean-Étienne Esquirol, Jean-Pierre Falret, Scipion Pinel et René Semelaigne, sûres d'elles-mêmes, solidifient le mythe, lui donnent sa portée, et interpellent l'Histoire ainsi restituée à rebours. Le mythe ne peut en effet exister comme récit pour lui-même. Pour se constituer, il doit être partagé et se confronte toujours à des contraintes intersubjectives qui le valident ou non pour la postérité. La

[1] Claude Lévi-Strauss, *Anthropologie structurale* [1958], Paris, Plon, 1974, p. 231.

transmission orale du mythe pinélien aurait supposé qu'il soit accepté et reçu par la communauté à laquelle il était destiné, et donc qu'il se soumette à un contrôle social très contraignant, ce que Roman Jakobson appelle la censure préventive du groupe. Ainsi que le souligne également Lévi-Strauss, « les œuvres individuelles sont toutes des mythes en puissance, mais c'est leur adoption sur le mode collectif qui actualise, le cas échéant, leur mythisme[1] ». Pour une science psychiatrique à peine ébauchée et qu'il convenait de propager rapidement, le contexte même de sa naissance, au sein du public restreint de Bicêtre et d'une société ignorant tout de la psychiatrie – et pour cause, elle est en train de s'inventer – interdisait que l'on puisse compter sur une approbation étendue. Il n'y eut besoin que des quelques écrits de personnes motivées pour élargir sa réception.

C'est donc un mythe littéraire, par opposition au mythe vécu, qui renvoie – c'est ici sa fonction première – à un sens inaccessible autrement que par une représentation ou un concept. Cet emploi remonte à l'Antiquité, lorsqu'il s'agissait de parler des réalités les plus hautes, des vérités religieuses les plus sublimes. Le mythe préserve ainsi le mystère et souligne l'inadéquation du langage quand il s'agit d'atteindre ce qui dépasse l'expérience concrète. À compter de ce moment, l'action du psychiatre prend son sens le plus élevé. Il est celui qui libère l'insensé de son aliénation, symbolisée par les chaînes, et par-là même vient à bout de cette folie ordinaire que l'on choisit généralement de dénier pour mieux s'en préserver. Il devient ainsi l'objet d'une croyance effective et exprime la pensée d'un homme devenu héros. Le mythe devenu récit, fondé initialement de toutes pièces, devient principe d'action, vivant et agissant, autrement dit vérité concrète. C'est la fin de la genèse du mythe. Son entrée dans

[1] C. Lévi-Strauss, *L'Homme nu*, Paris, Plon, 1971, p. 560.

l'Histoire se marque dans le réel par le tableau de Charles Müller, par la statue de Philippe Pinel, chaîne à la main, devant l'entrée de l'hôpital de la Pitié Salpêtrière (voir en couverture), ou encore, chez nos contemporains, dans la dernière édition du prestigieux *Manuel de psychiatrie* à l'usage des internes d'aujourd'hui, où l'on enseigne toujours, deux cents ans plus tard, que

> « la théorie de l'utilisation à des fins thérapeutiques de l'établissement débute au XVIIIe siècle avec P. Pinel et son traitement moral, qui libère les fous enchaînés à Bicêtre en 1793[1]. »

On s'accordera avec Georges Van Riet pour dire que « le comportement mythique se retrouve *en tout homme* et qu'il appartient à [son] essence : l'âge mythique n'a pas été remplacé [...] par l'âge rationnel et positif[2] », même avec l'héritage du Siècle des Lumières, ces deux plans se juxtaposent et s'interpénètrent pour produire une réalité mouvante.

Mais il est encore une autre lecture possible de ce mythe, et qui fait apercevoir, sous l'énoncé manifeste, un sens latent, voilé, qui requiert une interprétation. Il y a bien dans le geste de Pinel, une vérité dissimulée, à savoir l'usurpation de ce geste, mais qui, en ce cas, se veut plutôt exclue que voilée, tout ayant été fait par ses successeurs pour la rendre inaccessible. Ce qui pourrait être en revanche latent, aussi bien pour Philippe Pinel, serait la vérité passée et à venir de l'enfermement. Rappelé par les hauts murs du tableau de Müller comme retour du refoulé, il restera l'inévitable fléau que le médecin aura pour

---

[1] Julien Daniel Guelfi, Frédéric Rouillon, *Manuel de psychiatrie*, Paris, Elsevier Masson, 2017, p. 734.

[2] Georges Van Riet, *« Mythe et vérité », Revue philosophique de Louvain*, t. 58, n° 57, 1960, p. 45.

mission de faire respecter, ceci en contradiction avec les principes qui l'ont guidé vers sa fonction altruiste et humaniste. Ce geste libératoire, inscrit au frontispice de la psychiatrie scientifique, pourra également faire accepter d'autres contraintes, notamment celles qu'allait induire la nosographie naissante, beaucoup plus insidieuse et inaperçue.

Voyons maintenant ce que cette mythologie eut comme conséquences pour le devenir de la psychiatrie, étant entendu que ce qui allait désormais être inventé pouvait passer à la postérité, sans plus de résistance.

Chapitre III
Un projet pour la psychiatrie

1. Publication de la Nosographie psychiatrique

La première édition paraît en 1798, en trois tomes, un travail colossal, un édifice monumental et résolument moderne. Comme son intitulé complet l'indique, il s'agit d'une *méthode d'analyse appliquée à la médecine*. C'est le premier écrit d'envergure de Philippe Pinel, donc antérieur au *Traité médico-philosophique*. Son projet, annoncé en introduction, n'est rien de moins que de réformer le savoir médical qui n'avait été, jusqu'alors,

> « qu'un entassement confus de substances incohérentes et le plus souvent douées d'une efficacité précaire ; et rien, peut-être, n'est plus fondé que le reproche qu'on lui a fait de n'offrir qu'un assemblage informe d'idées inexactes, d'observations puériles ou de moyens illusoires[1]. »

Quant à la méthode pour y parvenir, elle devra s'inspirer des travaux des naturalistes et des anatomistes comparatistes, et surtout de la méthode analytique, héritée de la chimie, qui permet de

> « décomposer les objets compliqués, considérer leurs éléments d'une manière isolée [...] pour pouvoir repasser ensuite à des notions justes et précises des objets composés[2]. »

---

[1] P. Pinel, *Nosographie philosophique...*, *op. cit.*, 1818, p. lxxxvij

[2] *Ibid.*, p. xxv.

Cela revient à fragmenter une maladie en des symptômes élémentaires, pour ensuite les réorganiser en une entité stable. Cela reste, jusqu'à nos jours, la démarche diagnostic universellement employée.

Ses recherches ne sont donc pas initialement celle d'un aliéniste préoccupé par les désordres mentaux de ses concitoyens. L'objectif est bien plus élevé puisque c'est la médecine dans son ensemble qu'elles vont prendre pour objet. C'est pourquoi elles doivent s'appuyer sur une légitimité indiscutable, aussi sommes-nous prévenus dès la page de garde de la dernière édition : Philippe Pinel est « Membre de l'Institut royal et de la Légion d'Honneur, Professeur à l'École de Médecine de Paris, Médecin en chef de l'Hospice de la Salpêtrière, etc., etc. (*sic.*) ». Ce premier ouvrage fera de lui l'auteur le plus représentatif de la doctrine officielle et devient un modèle incontesté : il entre dans le patrimoine culturel. Cinq parutions suivront et exerceront une influence considérable sur la médecine du XIXe siècle, y compris sur la psychiatrie, alors que le chapitre consacré aux affections spécifiquement mentales, intitulées « vésanies », ne représente qu'une partie extrêmement restreinte de l'ouvrage. L'aliénation n'y est qu'un ensemble de maladies parmi d'autres et regroupe la manie, la mélancolie, la démence et l'idiotisme. Elle figure au tome trois, sur cinquante pages, alors que l'ensemble en compte plus de deux mille. L'approche est purement descriptiviste, fondée sur l'observation, et l'étiologie reste organique ou environnementale. C'est la toute première classification psychiatrique, que Pinel appelle également « nomenclature », en référence aux travaux déjà effectués par les naturalistes, et a donc comme caractéristique de se voir inscrite au cœur d'un ouvrage monumental de médecine générale et d'en adopter les principes. Les maladies mentales sont, dès la naissance de la psychiatrie, une particularité de la pathologie du corps humain.

Si l'on a bien souvent cité la *Nosographie* de Pinel pour la postérité et l'influence qu'elle a eue sur la pensée médicale, il n'a été, à mon sens, fait nulle part état de ce qu'elle éclairait ce qu'était sa pratique à Bicêtre et à la Salpêtrière, au moins jusqu'à sa dernière publication, en 1818. Elle nous indique pourtant que ses préoccupations n'étaient alors que très accessoirement centrées sur la folie, contrairement à toutes les idées jusqu'alors répandues. La première parution date de 1798, soit cinq ans après son entrée à Bicêtre. Dans la mesure où il n'y a rien de comparable dans ses écrits antérieurs, produits à la pension Belhomme, on peut dire que ses recherches ont réellement débuté alors qu'il entamait, en principe, sa carrière psychiatrique, et qu'elles se sont poursuivies ensuite de manière continue, puisqu'il indique lui-même que les différentes éditions marquent, dans ses remaniements, la progression de son analyse par l'expérience clinique. C'est là un aspect de la biographie de Philippe Pinel qui justifie que l'on aborde plus précisément le contenu même de l'œuvre.

Après l'introduction, où s'énoncent les grands principes qui guident son approche clinique, suit un chapitre « sur la méthode d'étudier et d'observer en médecine », où sont examinés les travaux de centaines d'auteurs d'époques et de cultures différentes, à la fois pour s'inspirer des meilleurs, et contester les plus douteux. Ceci à une époque où la consultation des sources supposait de se rendre en bibliothèque. Chaque description d'une pathologie débute ensuite par une étude des publications spécifiques au sujet traité, assorties de cas cliniques et d'un rapport sur les constatations faites à « l'autopsie cadavérique », qui clôt généralement l'observation.

On peut de cela en déduire qu'il lui aura fallu une disponibilité extrêmement importante pour réaliser ce travail titanesque, si l'on ajoute à cela que la plupart des maladies recensées sont corrélées à la description qu'il en a faite lui-même *in situ* à l'hôpital. Nul doute qu'il passa le plus clair de son temps à son bureau, d'une part, et d'autre part au chevet des malades pour se documenter. Rappelons qu'au-dehors règne la Terreur, et l'on peut penser que seule une telle retraite forcée lui aura donné la disponibilité suffisante pour générer une œuvre aussi prolifique. Ainsi qu'il le dit lui-même,

> « le plan vaste qu'un pareil ouvrage embrasse, la saine critique qu'il a exigée, et les recherches qu'il a rendues nécessaires, autant le rapport d'une érudition choisie que de l'exercice éclairé de la Médecine dans les hôpitaux, n'ont pu être que le fruit d'un travail d'une longue suite d'années. [...] Ma nomination à la place de Médecin en chef des infirmeries de Bicêtre, vers l'an Ier de la République, et, deux années après, à celle de Médecin de la Salpêtrière, était pleinement conforme à mes goûts, et m'ouvrait le champ le plus vaste pour observer dans la retraite les phénomènes des maladies et leurs formes les plus variées[1]. »

Cette œuvre est donc bien mal nommée car il ne s'agit pas simplement d'une nouvelle classification, comme on pourrait le croire, mais d'une réorganisation complète et méthodique de la science médicale. Il faut encore ajouter à ce travail d'investigation les trois éditions de sa *Médecine clinique* – la première est de 1802 – où s'affine la pratique, et où l'on mesure encore bien plus l'énergie qu'il mit à promouvoir sa méthode analytique et descriptive des pathologies organiques, ainsi que son ambition à donner une structure repérable à un savoir médical qui en était jusqu'alors dépourvu. Il ne se rend donc pas à Bicêtre, ni à

[1] *Ibid.*, p iij, lxxv.

la Salpêtrière, en tant que psychiatre guidé par la volonté première d'instaurer un quelconque traitement moral, ou de libérer des aliénés détenus, mais comme observateur des maladies dont il disposait à profusion, et dont il voulait consigner les particularités. Philippe Pinel a d'abord été affecté à l'infirmerie de Bicêtre comme somaticien, et l'on peut dire qu'il resta longtemps médecin spécialisé en médecine générale, bien plus accessoirement aliéniste, déléguant volontiers cette pratique au surveillant Pussin et à ses subalternes. Il s'agit là davantage qu'une simple nuance, si l'on met en rapport cette recherche avec le fait qu'il ne sera ensuite connu que pour avoir été préoccupé par les maladies mentales, alors que celles-ci ne sont que l'émanation d'un projet scientifique appliqué à la pathologie des organes, et non une prise en compte de la pensée pour elle-même.

Cette inclusion délibérée, et revendiquée, dans le champ de la médecine sera la caution scientifique indispensable pour réguler et encadrer la prise en charge de la folie, à un moment où celle-ci était encore livrée à elle-même et l'objet de discriminations sociales. C'est ainsi que le mythe pinélien, incarné par un personnage célèbre, intriqué au fait qu'il était parvenu à moderniser l'ensemble du savoir médical, devient l'agrégat essentiel qui permettra à la psychiatrie de se propager, et de rester intouchable, telle que voulue par son fondateur.

2. Transmission et filiation

Il restait à s'assurer de la diffusion de son œuvre, ce que Pinel n'avait pu faire en dehors de ses publications, ayant, comme le rappellera Falret, « trop de lutte à soutenir comme chef d'école médicale, pour s'occuper d'enseignement direct[1] ». Celui-ci fut donc délégué à Esquirol, devenu directeur de la Salpêtrière, et qui en prendra la charge de 1817 à 1826, année de sa nomination à Charenton. C'est durant cette période que la plupart des aliénistes de France, alors peu nombreux, se sont formés à ses cours cliniques, et furent ainsi cooptés pour diriger les plus grands asiles. Les cours ont ensuite été assurés par Falret[2] qui exercera dans cette honorable institution pendant trente-cinq ans, de 1831 à 1866, c'est-à-dire jusqu'à l'approche du vingtième siècle, constituant ainsi la troisième génération qui aura pour mission de peser sur l'avenir de la psychiatrie. Il instaurera de manière systématique, et en précurseur, les stages de formation pratique des élèves. Il est également le fondateur de la présentation de malade et des « tableaux cliniques », encore utilisés à ce jour. À la différence de Philippe Pinel, Esquirol et Falret ne se consacrent qu'aux maladies mentales, et ne se dispersent plus dans des recherches en médecine somatique, un appui devenu inutile, l'essentiel étant de transmettre et de perfectionner la classification psychiatrique, de consolider l'institution, comme nous le verrons. Ils ont, chacun, produit un ouvrage qui rend compte de l'ensemble de leurs contributions : *Des maladies mentales considérées sous les rapports médical, hygiénique et médico-légal*, pour Esquirol, paru en 1838, et *Des maladies mentales et des asiles d'aliénés*, pour Falret, en 1864. On peut y lire que leurs nosographies restent conformes à l'esprit du maître, et n'eurent à souffrir que de quelques aménagements, précisions ou enrichissements, sans que l'on envisage de transgression

[1] J.-P. Falret, *Des maladies mentales et des asiles d'aliénés…*, *op. cit.*, p. 508.

[2] J.-P., Falret, *Leçons cliniques de médecine mentale faites à l'hospice de la Salpêtrière*, Paris, Baillière, 1854.

par des transformations sur le fond, gardant comme principe qu'une

> « classification digne de ce nom n'est pas autre chose que [la] généralisation des faits particuliers. Aussi toute science tend-elle et doit-elle tendre incessamment à la recherche d'un classement naturel des faits qu'elle est appelée à examiner[1]. »

Au-delà de leurs talents respectifs, on peut penser que les innombrables distinctions honorifiques qu'ils ont eux-mêmes cumulées – entre autres la Légion d'honneur – ne sont pas sans rapport avec leur fidélité à l'endroit du mythe constitué. Tout au long de leurs publications respectives, les références et les hommages au précurseur se répètent, et indiquent explicitement que leurs travaux n'ont pu s'effectuer que dans la continuité de son œuvre. Ainsi, Jean Pierre Falret, dès la deuxième page de son introduction au volumineux corpus de textes qu'il a réuni, fait l'éloge de « l'illustre Pinel [qui] pénétra, pour la première fois, dans les loges infectes et malsaines des aliénés de Bicêtre, pour enlever les chaînes de ces infortunés[2] ». Trois pages sont ensuite consacrées au legs de ce précurseur, « produit de la philosophie du XVIIIe siècle[3] », qui sut trouver, en la personne de Esquirol, celui qui perpétua la description et la classification des maladies mentales, conformément au modèle naturaliste. C'est selon cette filiation, indique-t-il, que le psychiatre aura à se situer :

> « Ajoutons que la médecine, par son intervention rare dans ces horribles lieux de détention, savait peu et ne pouvait

---

[1] J.-P. Falret *Des maladies mentales et des asiles d'aliénés…*, *op. cit.*, p. XXX.
[2] *Ibid.*, p. II.
[3] *Ibid.*

rien. Pour remédier à un si grand mal, il ne fallait rien moins qu'une révolution dans les principes qui dirigeaient la société ; cette révolution elle-même devait être précédée d'une révolution dans les idées, et la philosophie seule pouvait la produire. [...] Pinel, entraîné dans le mouvement général de ces idées, les applique à la folie, et dès lors la dignité humaine est réhabilitée dans la personne des aliénés, le traitement moral remplace le régime de la force, de l'intimidation, de la violence et de l'injustice. Esquirol consacre sa vie à répandre et à féconder la doctrine bienfaisante de son illustre maître. Honneur donc à la mémoire de Pinel et de Esquirol ! qu'elle soit en vénération au milieu de nous ; et bénissons en eux les infatigables ministres de la justice, de la philanthropie nationale à l'égard des aliénés ! Que leurs nobles œuvres nous animent du même esprit, du même sentiment[1]. »

Cet élan n'est, somme toute, qu'un équivalent littéraire au tableau de Charles Müller.

On peut dire qu'à partir de cette moitié du XIXe siècle, la plupart des syndromes anatomocliniques de la pathologie générale étaient nés, et la psychiatrie définitivement rivée au modèle médical. C'est cette pensée classificatrice qui, du fait de sa logique et de sa stricte méthodologie, dominera ensuite la théorie et la pratique en santé mentale, constituant l'espace essentiel où la maladie trouvera son expression. Conformément au modèle naturaliste de l'époque, ainsi que le résume Foucault, « l'acte fondamental de la connaissance [sera] d'établir un repérage : situer un symptôme dans une maladie, une maladie dans un ensemble spécifique, et orienter celui-ci à l'intérieur du plan général du monde pathologique[2] ». Ce savoir sémiologique restera le point de départ de tout

---

[1] *Ibid.*, p. 30-31.

[2] M. Foucault, *Naissance de la clinique* [1963], Paris, PUF, 2003, p. 29.

apprentissage, celui qui permettra à l'étudiant, puis au praticien, de reconnaître ce qu'il perçoit dans sa pratique clinique, au sens où une maladie ne peut exister en tant qu'entité que si elle est codifiée par un langage. Face à un phénomène morbide, c'est le discours de la science qui construira désormais le « modèle » enseigné et discuté.

Faute d'avoir pu bénéficier, au même titre que la médecine des organes, des découvertes anatomo-pathologiques inaugurées par François-Xavier Bichat, et qui confirmeront concrètement le positivisme médical – point de maladie sans siège – le savoir psychiatrique restera principalement circonscrit à cette description taxinomique de surface. Ceci en dépit des autopsies cadavériques systématiquement pratiquées pour faire corréler la superficialité du regard clinique avec une altération objective du corps et de ses fonctions. Cette grande césure dans l'histoire de la médecine occidentale, que l'on peut donc situer entre Pinel et Bichat, instaurera une séparation indépassable – jusqu'à notre époque technologique – entre les maladies nerveuses, dont on déchiffre les symptômes pour établir une nosographie, et les maladies organiques, que l'on observe dans l'épaisseur du corps. Il en est résulté que la psychiatrie n'a jamais pu se fonder sur une étiologie consensuelle et bien établie des troubles observés avec, pour résultat, des critères de sélection éminemment fluctuants et soumis aux aléas d'impératifs administratifs, gestionnaires, politiques et sociétaux, ainsi que l'a amplement démontré Hervé Guillemain[1]. Le discours de la science est resté constant

[1] Hervé Guillemain, *Schizophrènes au XXe siècle. Des effets secondaires de l'histoire*, Paris, Alma, 2018. On ne peut que recommander la lecture de cet ouvrage écrit par un historien après la compilation d'une somme colossale d'archives, et qui remet en question les convictions les plus établies. On lui doit également d'avoir pu répertorier certaines des « expériences » scientifiques que l'on décrira par la suite.

sur le fond, mais a erré sur la forme au gré de l'évolution des sociétés.

C'est pourtant selon les principes de cette définition du déviant que le fou est devenu un objet d'observation et d'expérimentation dont a pu disposer à sa guise. On ne doit pas ignorer ce que cette démarche a parfois induit. Outre ses effets sur l'organisation institutionnelle, sur lesquels on reviendra, elle eut très tôt pour fonction de départager les curables des incurables, ceux-ci prenant la direction de communautés pouvant les accueillir, selon des modalités parfois très proches de la déportation, c'est un fait maintenant attesté[1]. Mais ce n'est là qu'anecdote, comparé à d'impensables excès qui ont été perpétrés pour trouver remède à ce qui échappe à l'entendement, et bien souvent à l'encontre d'individus dont on sait aujourd'hui qu'ils n'auraient pas tous été considérés comme schizophrènes. Outre la détermination sociale qu'elle induit, la sentence était alors en droit d'être parfois assortie de « thérapies » d'une cruauté toute rationnelle, dont on citera quelques exemples, pour clore ce chapitre.

Le traitement opothérapique, c'est-à-dire par cellules et organes d'animaux, devait donner au patient les substances dont les carences pouvaient éventuellement causer la maladie. On administre alors de la poudre d'ovaire de vache (l'ovarine), de la cérébrine (substance azotée du cerveau), des extraits thyroïdiens ; on greffe des glandes fraîches de brebis, on castre et on stérilise. La

---

[1] Ce sont alors les premières « colonies » qui apparaissent, comme il y en eut à Dun-sur-Auron à partir de 1892, regroupant des familles d'accueil sans aucune formation particulière, rétribuées pour désencombrer les asiles d'une partie de ses occupants. Cette première expérience, décrite par Juliette Rigondet dans : *Un village pour aliénés tranquilles*, Paris, Fayard, 2019, aura un énorme succès. Fin 1913, 587 patients y étaient hébergés, et un peu plus de 400 dans les villages alentour. En 1939 la colonie de Dun-sur-Auron comptait plus de 1500 patients.

pyrothérapie se développe dans les années trente. Pour obtenir la fièvre, censée être curatrice, du venin de cobra est administré, et la malariathérapie largement pratiquée pour de nombreuses pathologies mentales, alors qu'elle était en principe prévue pour détruire le tréponème, agent de la syphilis. On expérimente également des injections répétées de lait, de soude, d'essence de térébenthine, d'huile soufrée… Du sang de schizophrène en rémission est injecté aux malades ; du sang, de la bile, du liquide céphalo-rachidien de malades est injecté aux animaux pour reproduire certains symptômes, eux-mêmes surveillés par ces mêmes malades « qui les observaient continuellement et […] prévenaient à la moindre alerte[1] ». Un peu plus tard se développent les comas insuliniques, dits « cure de Sakel », les thérapies de choc par cardiazol, puis par courant électrique, afin de déclencher des crises convulsives. Dans le même temps apparaît la psychochirurgie, appelée communément « lobotomie », largement pratiquée en France jusqu'aux premières expérimentations médicamenteuses qui font suite à la découverte des neuroleptiques, en 1951. Elles aussi sont de funeste mémoire quant à leurs méthodes[2], alors que depuis le Code de Nuremberg, qui fit suite aux exactions nazies, de nombreux textes internationaux étaient censés encadrer les recherches cliniques afin de garantir que rien ne serait réalisé sans le consentement éclairé des malades.

---

[1] Henri Baruk (*et al.*), « Tuberculose et démence précoce : recherches expérimentales et ulcérations locales après injection à des cobayes allergiques de liquide céphalo-rachidien de déments précoces », *Annales Médico-psychologiques*, n° 2, 1932, p. 495.

[2] Magaly Tornay en fait un compte rendu objectif et saisissant dans : « La gentille dame Largactil, la méchante dame Geigy. La clinique psychiatrique de Münsterlingen vers 1954 », dans : Jean-François Bert, Elisabetta Basso (dir.), *Foucault à Münserlingen. À l'origine de la folie*, Paris, EHESS, 2015, p. 57-68.

Toute cette construction théorique, outre qu'elle donna ses fondations à la pensée psychiatrique, aura ses prolongements logiques dans l'organisation asilaire, et plus tard hospitalière.

3. De la *Nosographie* à l'asile

On peut dater les débuts de l'organisation planifiée de l'asile aux alentours de 1800. Philippe Pinel est installé à la Salpêtrière depuis cinq ans et a défini les grands principes de son projet pour la France, qu'il fait connaître par la publication de la première édition du *Traité médico-philosophique*. Plus de deux cents pages lui sont consacrées, soit la moitié de l'ouvrage. Il se résume à trois dispositions essentielles : la répartition des malades selon leur pathologie, la planification des fonctions hiérarchiques, et l'isolement.

Dans la section IV, intitulée « Police intérieure et surveillance à établir dans les asiles d'aliénés », il insiste tout d'abord sur la « distribution méthodique des aliénés de l'hospice ». Le parcours de l'aliéné dépend du diagnostic posé, de son état d'agitation, et de l'évolution du trouble jusqu'à sa sortie. Les malades sont répartis dans plusieurs départements sous le nom « d'*Emplois* ». Cela va du confinement strict dans une « loge sombre », afin d'éviter toute stimulation sur une pensée désordonnée, à la déambulation dans des lieux de promenade, « au grand air », mais toujours à l'intérieur des murs de l'asile. Outre ses bénéfices, eut égard à la gestion de la violence, cette « médicalisation » de la déviance permettait de rendre moins indécise la classification psychiatrique des pathologies observées :

> « L'ordre le plus sévère et le plus invariable dans le service, et la direction de ces infirmes, doivent garantir que la

marche des symptômes n'a point été troublée ni intervertie dans leurs cours, et qu'on a pu observer avec soin tous les passages gradués de l'aliénation, depuis son intensité extrême et son déclin jusqu'à la convalescence[1]. »

Deux chapitres sont ensuite consacrés à la discipline à maintenir à l'hôpital et visent à constituer le programme des mesures à mettre en œuvre à la Salpêtrière. C'est le médecin qui administre l'hôpital, et il se doit d'être un observateur attentif, organisant et réformant constamment le réseau relationnel à l'intérieur de son service. Par ses justes décisions, il est seul à même de diriger les humains qui l'entourent. Il est assisté d'un *alter ego* appelé « chef de la police intérieur », plus au contact de la vie quotidienne des internés – ce sera Pussin, et plus tard le cadre infirmier – et au-dessous, les exécutants, dont on n'attend aucune initiative. Ce sont aujourd'hui les infirmiers et les aides-soignants. La verticalité des rapports de pouvoir en institution fut donc une innovation médicale dès les origines de la psychiatrie, sans que le modèle n'ait pu se renouveler depuis, malgré quelques tentatives.

Puis vient la justification de l'isolement, « maxime générale du traitement[2] », qui restera l'une des indispensables mesures appliquées en psychiatrie jusqu'à nos jours, aux côtés de la rééducation sociale dirigée par l'aliéniste. Outre les justifications d'ordre sécuritaire visant à préserver la tranquillité publique et la conservation du malade, l'« aliénation mentale » se devait d'être protégée, là encore, des contaminations extérieures où elle trouve son origine, pour pouvoir être observée, puis analysée afin d'en connaître les éléments constitutifs. L'isolement permettait également d'éviter toute relation sociale et affective à l'aliéné, Pinel ayant constaté qu'ils « ne

[1] P. Pinel, *Traité médico-philosophique…*, *op. cit.*, 1809, p. 136-137.
[2] *Ibid.*, p. 275.

peuvent presque jamais être guéris au sein de leur famille », et qu'*a contrario*, les malades « dont l'isolement est le plus complet guérissent plus facilement »[1]. Les visites de l'entourage font donc l'objet de restrictions drastiques, et seulement dans certains cas à titre d'encouragement ou de récompense.

L'institution, dès sa naissance, est donc constituée de manière à pourvoir à tous les besoins de l'interné et se transforme en une société en réduction, complète et auto suffisante, fonctionnant en vase clos. C'est ainsi que, sur des justifications cliniques recevables pour la société, se constitue un monde à côté du monde, permettant à des êtres exclus du sort commun de retrouver, entre eux, une ouverture sur leurs semblables. L'asile devient le lieu où l'individualité se dissout dans une population ordonnée et gouvernable, disciplinée par les règlements et la réclusion.

La communauté informe de Saint-Prix, puis celle de la Salpêtrière, se trouva ainsi réorganisée par le savoir, et rare sont les praticiens et soignants qui auront plus tard quelques objections à opposer à la méthode. La science, qui avait montré tout son intérêt pour la reconnaissance des maladies, était maintenant exemplaire quant à ses résultats pour la prise en charge institutionnelle de l'aliénation.

4. Jean Esquirol, maître d'œuvre

C'est à Esquirol que l'on attribue traditionnellement le mérite d'avoir étendu le concept d'asile à toute la France, dénomination qui lui revient, mais ce serait, là encore, négliger l'influence de Pinel, qui a largement conditionné son élève à cette tâche. Il fut en effet son interne à la Salpêtrière pendant six ans, suivant son maître au lit de

---

[1] *Ibid.*

chaque malade, l'occasion pour celui-ci de repérer ses qualités, de le former, et ainsi envisager sa succession. Peu après sa thèse, soutenue en 1805, le gouvernement confie à Esquirol la mission de visiter les hôpitaux d'aliénés en France, ceci afin d'en faire un état des lieux. Compte tenu de la notoriété de Pinel et de ses relations politiques au plus haut niveau de l'État, il n'y a guère de doute que ce soit lui qui ait instrumenté cet ordre de mission, et l'on n'imagine mal qu'il se soit tenu en marge d'un enjeu aussi important pour la propagation de sa doctrine. Ceci d'autant qu'il avait déjà commencé la réforme de l'asile à la Salpêtrière, et que ses principes d'organisation des soins avaient été d'emblée transposés à certaines villes de France, dès l'année 1800, à Avignon par exemple. C'est donc dans la continuité des travaux du maître que fut accompli ce tour de France. La mission de Esquirol durera deux ans, de 1808 à 1810, et, à son retour, il succède à Pinel comme médecin-chef du service des aliénées de la Salpêtrière. Il est ensuite rapidement nommé membre de la Commission pour l'amélioration des hôpitaux. Le résultat de son enquête nous est parvenu grâce au mémoire qu'il a rédigé sur la demande du ministre de l'Intérieur, en 1817, publié dans le tome deux de son ouvrage *Des maladies mentales*[1]. Voici, parmi les innombrables témoignages qu'il rapporte, un exemple du désastre que constituait alors le sort des aliénés :

> « Presque partout, [...] les aliénés occupent les bâtiments les plus retirés, les plus vieux, les plus humides, les plus malsains. Les habitations particulières, les cellules appelées loges, cachots, cages, cachetots, etc., sont partout épouvantables, sans air,

[1] J.-É.-D. Esquirol, « Des établissements consacrés aux aliénés en France, et des moyens de les améliorer », *Des maladies mentales considérées sous les rapports médical, hygiénique et médico-légal* [1838], t. 2, *op. cit.*, p. 133-150.

sans lumière, humides, étroites, pavées à la manière des rues, souvent plus basses que le sol, et quelquefois dans des souterrains. Ordinairement ces habitations n'ont pour ouverture que la porte et un petit trou carré établi contre la porte ; quelquefois il n'y a d'autre ouverture que la porte. L'air ne s'y renouvelle point, en y entrant on est suffoqué par l'odeur infecte qui s'en exhale. [...] Les aliénés sont nus ou couverts de haillons ; on leur abandonne les débris des vêtements des pauvres, des infirmes, des prisonniers qui habitent avec eux dans le même établissement. [...] Un grand nombre d'entre eux n'ont que de la paille pour se garantir de l'humidité du sol et de la froidure de l'air ; elle n'est jamais renouvelée assez souvent ; quelquefois ils en sont privés. J'ai vu un malheureux imbécile tout nu et sans paille, couché sur le pavé[1]. »

C'est à la suite de ce constat, que Esquirol fera l'inventaire des recommandations qu'il préconise pour la construction ou l'amélioration des asiles. Dès la première phrase du préambule à son mémoire, il professera le célèbre axiome aliéniste : « Une maison d'aliénés est un instrument de guérison ; entre les mains d'un médecin habile, c'est l'agent thérapeutique le plus puissant contre les maladies mentales[2]. » Il se dépensera sans compter pour veiller à leur évolution, pour se documenter, rencontrer préfets, architectes, administrations, pour enseigner et former des aliénistes, qui, pour nombre d'entre eux, deviendront célèbres. Vingt ans plus tard, à l'occasion de visites de contrôle pour juger de l'application de ses directives, le bilan qu'il dresse concernant la réforme des établissements en France, outre

[1] *Ibid.*, p. 139.
[2] *Ibid.*, p. 133.

ceux sur lesquels il a imprimé directement sa marque[1], montre partout une radicale transformation des lieux. On peut dire que les grands hôpitaux psychiatriques aujourd'hui à notre disposition sont à peu près la résultante de ce qu'il a impulsé, ceci par la volonté de Philippe Pinel, et pour la continuité de son œuvre.

Le cadre légal ne fut pas non plus négligé. Considérant la zone de non-droit qui entourait la séquestration des aliénés, il sera l'initiateur et le fondateur de la réglementation psychiatrique promulguée en 1838, et qui a régi, jusqu'en 1990, c'est-à-dire pendant cent cinquante ans, l'hospitalisation et l'internement sans consentement des malades mentaux en France. L'un des revers à cette mesure, pourtant indispensable si l'on veut encadrer la privation de liberté, vient de ce qu'elle sera assortie d'un statut juridique spécifique à l'aliéné qui le figera dans un état de complète minorité sociale. Ce qui nous amène à souligner cet autre inconvénient, à rapporter au cadre rationnel dans lequel la loi s'inscrit, puisque pour répondre aux impératifs administratifs de l'internement, il fallait en effet qu'un certificat médical puisse être établi à partir de catégories aux contours précis et partagés, ce qui a donc conduit à renforcer encore le poids donné à la nosographie.

C'est finalement ce cadre esquirolien qui s'imposa, la quasi-totalité des pays occidentaux adoptant peu à peu des dispositions similaires à la loi française, en 1841 aux Pays Bas, ou en 1845 en Angleterre, par exemple. Comme l'a souligné Georges Lanteri-Laura, c'est à compter de ce moment que la relation personnelle s'efface au profit d'une éducation collective « par la vie quotidienne dans l'institution [et par] des conditions itératives de vie

[1] À Marseille, Montpellier, Nantes, Le Mans, Rouen, et plus particulièrement à Charenton, rebaptisé hôpital Esquirol.

hygiénique et raisonnable[1] ». C'est paradoxalement cette organisation concrète de l'asile qui participera à l'éclipse de l'ébauche théorique et pratique de Phillipe Pinel sur le traitement moral, alors même que Esquirol en fera régulièrement état, jusqu'à le revendiquer en pratique, mais en en exacerbant les plus fâcheux travers.

Il n'aura donc suffi que de trois générations d'aliénistes motivés pour dessiner le paysage psychiatrique, montrant, là encore, la puissance du mythe originel et la dévotion des premiers élèves à l'endroit de leur maître.

Il n'y a donc pas ici que de lointains rapports avec ce que l'on appelle une utopie, si on ne la réduit pas au genre littéraire fantaisiste fondé sur l'imagination, et si l'on se rappelle qu'elle a parfois servi à l'établissement de microsociétés occasionnelles ou permanentes au sein de sociétés dominantes. À compter de la Renaissance, puis durant les Lumières et la première moitié du XIXe siècle, elle devient un discours dont s'emparent des militants pour réformer concrètement la société, et prend forme dans une architecture qui permet de figer le temps dans la permanence du monument. Par la suite, les règles de fonctionnement des institutions s'inscriront régulièrement dans la pierre et le béton pour redistribuer les rapports sociaux, changer les comportements, transformer l'individu. On peut dire que ces trois objectifs, en constante interaction, s'appliquent à l'asile, et ont participé à arrêter l'Histoire. Il nous en est resté ce qu'on appelle, depuis seulement 1937, « l'hôpital psychiatrique », toujours ceint des mêmes murs et de ses grilles. Les chaînes une fois tombées, geste qui peut sembler dérisoire au regard de ce que sera plus tard l'enfermement facteur de chronicité, on verra se démultiplier, au cours

[1] Georges Lanteri-Laura, « Le traitement moral de la folie et ses avatars », *Littoral. Exercices du désir*, n° 27/28, 1989, p. 60.

des siècles, toute une variété de lieux d'accueils ségrégatifs, parfois ouverts, où l'on devra se rappeler que sa propre destinée s'inscrira désormais selon un cadre prescrit par la psychiatrie, quand bien même serait-elle dite « de secteur ». Il faudra des circonstances exceptionnelles, comme la fermeture de certains asiles pendant la deuxième guerre mondiale, ou bien des expériences communautaires totalement inédites, comme il y en eut à la ville de Gheel[1], pour se convaincre que bien des malades internés le restent du fait de l'habitude des soignants, ou de la résistance des populations à les accueillir.

Si l'enfermement est de plus en plus encadré, mais nullement aboli pour la grande majorité des psychiatrisés en institution, celui qui découle de la contrainte symbolique exercée par la nosographie n'est jamais évoqué dans la profession, et échappe à toute réglementation. Malgré quelques aménagements, cette classification empirique n'a jamais été remise en question, au point que l'on imagine plus pouvoir penser autrement en santé mentale.

Mais cette pérennité n'est pas seulement attribuable au mythe inaugural qui l'a fait naître. Une résistance est à l'œuvre dès qu'une démarche critique s'adresse à une communauté scientifique, ainsi que nous allons maintenant le montrer en faisant ressortir le caractère négocié, contingent et construit du consensus qui définit le savoir « vrai » du point de vue de la science. Nous verrons ainsi que l'inauguration d'un champ épistémologique ne

[1] Aude Fauvel, Wannes Dupont, « Gheel, la "ville des fous". Un mythe séculaire, une pratique méconnue (1860-2010) », dans : Alexandre Klein, Hervé Guillemain et Marie-Claude Thifault (dir.), *La fin de l'asile ? Histoire de la déshospitalisation psychiatrique dans l'espace francophone au XXe siècle*, Rennes, Presses Universitaires de Rennes, 2018, p. 25-37.

conditionne pas seulement le cheminement qui s'en suivra dans ce domaine particulier de la connaissance, mais qu'il se trouve, par cette caractéristique, protégé de toute possibilité de réfutation.

Chapitre IV
Principes d'une psychiatrie scientifique

1. Une impossible dissidence

Un domaine scientifique se fonde sur ce que l'on appelle des « paradigmes », c'est-à-dire sur des « découvertes scientifiques universellement reconnues qui, pour un temps, fournissent à une communauté de chercheurs des problèmes types et des solutions[1] ». Leur corollaire est ce que l'on appelle la « science normal », qui désigne « la recherche solidement fondée sur un ou plusieurs accomplissements scientifiques passés, accomplissements que tel groupe scientifique considère comme suffisants pour fournir le point de départ à d'autres travaux »[2]. Les manuels qui ont commencé à être publiés pour rendre compte de cette science normale, et permettre l'étude des paradigmes, firent leur apparition dans le courant du XVIIIe siècle, alors que va naître la psychiatrie. Ces ouvrages scientifiques – ceux de Pinel aussi bien – organisent les problèmes, les données, les lois et les théories du paradigme de la science normale à laquelle adhère le groupe scientifique au moment où sont rédigés ces textes. L'élève, ici Esquirol ou Falret, soumis à ce savoir, adopte des méthodes et des critères de jugement qui ont pour principale finalité de le préparer à devenir membre de la communauté scientifique avec laquelle il se destine à travailler plus tard. Il ne se trouve donc pas, étant donné l'état de ses compétences, en situation de s'opposer

---

[1] Thomas Samuel Kuhn, *La structure des révolutions scientifiques* [1962], Paris, éditions Flammarion, 2008, p. 11.
[2] *Ibid.*, p. 29.

au maître sur des points fondamentaux de la doctrine partagée. Il ne peut qu'apprendre le vocabulaire et la syntaxe du langage scientifique produit, et se contente de commencer ses travaux là où s'arrêtent ceux du précurseur. Ce n'est que bien plus tard qu'il pourra éventuellement contester la fiabilité des connaissances de son domaine scientifique, ce qui reste assez exceptionnel, puisque le savoir est un processus coopératif de groupe que chacun déploie dans le cadre d'un destin commun. La pérennité d'une tradition de recherche suppose donc l'adhésion aux règles et aux normes d'une pratique donnée. La formation professionnelle, comme celle des psychiatres après Pinel, fournit dès lors un certain nombre de « boîtes conceptuelles » dans lesquelles il faudra forcer la nature à se ranger – ici la manière de penser – étant donné que le groupe scientifique est présumé savoir comment se constitue le monde concerné par son champ d'investigation. Le sociologue Karl Mannheim en résume les conséquences :

> « Ce ne sont donc pas les hommes comme tels qui pensent, ni des individus isolés qui pourvoient à la pensée, mais des hommes dans des groupes sociaux déterminés, qui, dans une série sans fin de réactions à certaines situations typiques, caractéristiques de leur position commune, ont cultivé un style de pensée spécifique. De fait, *stricto sensu,* il est inexact de dire que l'individu isolé pense. Il serait plus juste de pointer qu'il contribue simplement à prolonger ce que d'autres hommes ont pensé avant lui[1]. »

Notons que pour être acceptée comme paradigme, une théorie doit sembler meilleure que ses concurrentes, sans toutefois prétendre expliquer totalement les faits auxquels

---

[1] Karl Mannheim, *Idéologie et utopie* [1929], Paris, Éditions de la Maison des sciences de l'homme, 2006, p. 2-3.

elle peut se trouver confrontée. Il suffit qu'il y ait au départ promesse de succès, comme cela s'est passé pour la psychiatrie naissante. La société était alors confrontée, au début du XIXe siècle, à une population dissipée et incapable de se soumettre à l'ordre social, aussi fut-il décidé qu'une partie des individus serait redressée par le cachot, l'autre par la médecine, pourvu que l'on pût donner une définition assez précise du trouble et prédire son évolution naturelle. Étant scientifique, la psychiatrie devait pouvoir établir des vérités à même de s'opposer aux productions que l'imagination serait susceptible de construire sans cette objectivité. Ce cadre sur mesure put ainsi catégoriser l'individu déviant tout en faisant l'économie d'une explication quant à ce qui était observé, ses critères de validité étant réduits à un consensus communautaire. La psychopathologie était née, et le psychiatre désormais délégué à la tâche de dire qui, de la société, devait être soigné, donc de faire le tri entre des comportements jugés normaux ou déviants, une tâche dont il ne s'est toujours pas départi. Cette délimitation, on le sait, est par nature instable, rendue encore plus incertaine à mesure que les exigences sociopolitiques se complexifient et évoluent. Aussi, c'est avec beaucoup de minutie et de patients travaux de recherche que le chercheur modifiera le paradigme psychiatrique, mais sans toutefois porter atteinte à ses principes fondamentaux, ce qui eut comme conséquence la production d'une nosographie de plus en plus prolifique, l'inflation et la démesure des manuels de classification des maladies mentales en témoignent.

Il arrive cependant qu'un chercheur, psychiatre, en l'occurrence, soit parfois confronté à des anomalies conceptuelles ou expérimentales qui ne sont pas conformes à ce que prévoyaient les spécialistes. S'il s'avère qu'une légère déviation du paradigme ne réduit pas le phénomène anormal en phénomène attendu, il se trouve alors en devoir de renoncer, ni plus ni moins, à la doctrine elle-même. Il y aura, s'il ne quitte pas la communauté, au moins une mise à l'écart, ou quelques fâcheuses privations, comme le refus de crédits susceptibles d'être alloués pour développer ses convictions. Le coût peut être plus élevé encore pour un médecin, celui d'une excommunication par ses pairs, alors qu'il était jusqu'alors protégé par une corporation strictement réglementée, et reconnue comme privilégiée. Cela explique que devant une nouveauté, le participant à une science normale opte assez généralement pour une éviction de ces anomalies de manière à ne pas trop ébranler ses convictions et les avantages que confère son adhésion à la communauté, notamment pour ceux qu'une carrière déjà avancée avait engagés dans cette tradition. La science a donc préférentiellement pour visée d'augmenter la portée et la précision du paradigme, mais ne se préoccupe que très peu de trouver des nouveautés d'importance capitale.

Il peut survenir, malgré tout, qu'une science normale soit contestée au point de ne plus pouvoir ignorer ses difficultés, celles-ci amenant de plus en plus de spécialistes à leur porter une attention croissante. C'est alors l'avènement de l'une de ces révolutions scientifiques qui ont jalonné notre histoire et impliquent un changement dans les règles qui gouvernaient jusque-là l'organisation de la science normale. Ce fut le cas de l'antipsychiatrie dans les années soixante, qui fit valoir nombre d'arguments pour dénoncer ce qu'il y avait de stigmatisant et d'arbitraire dans la démarche taxinomique. Elle ne connut pas de postérité et se trouva assez rapidement évincée, non pas sur des arguments scientifiques solides, mais bien davantage pour des raisons politiques. Il n'y a pas eu, à ce jour, de révolution aboutie en santé mentale, parce que la puissance conceptuelle et l'organisation de la médecine somatique furent, dès son origine, transposées à la psychiatrie, lui apportant ainsi les garanties et la respectabilité qu'on lui doit, elle-même renforcée par une société qui ne prévoyait pas de se passer d'une telle contribution à l'ordre social. La théorie psychiatrique, étant médicale, ne pouvait être gravement erronée sans remettre en question les fondements même de la médecine, entreprise évidemment vouée à l'échec compte tenu du pouvoir détenu par la corporation.

La psychiatrie resta donc appuyée sur un corpus de connaissance fondé presque exclusivement sur l'observation minutieuse de son objet d'étude, le malade, ainsi que le voulait la tradition scientifique héritée du XVIIIe siècle. On en a conclu que la nosographie établie devait être vraie quant à ses principes, ce qui fait que jamais la classification des maladies ne put jusqu'alors être remise en cause. Ce résultat est somme toute conforme aux exigences scientifiques, puisque si l'on peut constater un fait et apporter une preuve argumentée, alors il est permis de penser que la réalité est telle qu'on la prétend. Ainsi, il est indubitable qu'une personne qui développe une schizophrénie, par exemple, remplit toutes les conditions, par des symptômes que les autres n'ont pas, pour être définie comme telle par ce diagnostic. C'est vérifiable, mais, si l'on se réfère aux principes de la démarche scientifique, on n'apprend pourtant rien de certain quant à sa valeur de vérité. Pour qu'une nosographie fût rigoureusement scientifique, il eût fallu qu'elle produise des énoncés non seulement vérifiables, mais qu'elle s'efforce ensuite de réfuter. Si l'on y réussit, alors la théorie est éliminée et l'on en proposera d'autres, à leur tour soumise à des épreuves falsificatrices. Si elle résiste, elle est tout au plus « corroborée », selon la terminologie de Karl Popper[1]. Or, depuis l'avènement de la psychiatrie moderne, celle-ci n'a que très rarement établi des propositions qui aient véritablement eu pour finalité de réfuter l'approche nosographique. Elle ne peut donc prétendre à être une proposition d'ordre scientifique, il s'agit, tout au plus, d'un axiome, d'une proposition indémontrable, mais qui fait autorité, et qui est utilisée comme fondement d'un raisonnement, en l'occurrence psychiatrique. L'axiome n'étant pas remis en cause à l'intérieur de cette théorie, on peut dire que celle-ci est cohérente, ou consistante.

Il existe pourtant un biais important dans l'évaluation clinique du patient par son psychiatre, puisqu'il est largement admis dans la communauté scientifique qu'effectuer une classification implique toujours l'intervention d'un savoir qui induit une modification du système, étant donné que « c'est la théorie qui décide d'abord de ce qui est observable[2] ». On peut en déduire que la science ne peut prétendre appréhender l'état objectif de la Nature « en soi », mais plutôt la Nature dans sa relation à un observateur qui provoque une perturbation dans le phénomène observé, ceci expliquant que toutes les lois naturelles soient susceptibles de se voir un jour démenties. D'autant plus que nous ne sommes pas ici, à proprement parler, dans le domaine des sciences de la nature, mais dans celui des sciences humaines. Si la nature est un référent muet et assez constant dans son comportement, ce qui permet aux scientifiques de produire des énoncés dénotatifs, l'humain, en revanche, développe des stratégies complexes face à celles du savant. La

[1] Karl Raimund Popper, *La logique de la découverte scientifique* [1959], Paris, Payot & Rivages, 2017.

[2] Cornelius Castoriadis, « Science moderne et interrogation philosophique », *Les carrefours du labyrinthe*, Paris, Seuil, 1978, p. 175.

psychiatrie, en se réclamant de la science, ne peut proposer qu'un certain point de vue sur la personne qu'elle définit comme malade mentale, à partir de son système de référence, et ne peut, par définition, que rester à la surface observable de son objet, sans éclairer ce qui ferait sa particularité.

Maintenant qu'ont été décrites les modalités de production du savoir psychiatrique à ses débuts, ainsi que les conséquences relatives à sa filiation scientifique, il faut encore préciser les prolongements qu'il a eus quant à l'organisation de cette enclave délimitée du champ social, ceci bien au-delà de la construction effective de l'asile. Pour en montrer les effets, et notre dépendance à son endroit, il convient de garder à l'esprit cet enseignement de la sociologie du langage, à savoir qu'une réalité institutionnelle est toujours l'effet d'un discours. Celui-ci est premier comme organisateur du réel social, et induit toutes les productions concrètes qui lui sont attenantes, qu'il s'agisse des fonctions professionnelles, de l'organisation des soins, de l'architecture ou de la nature même des interactions humaines. Considérer la psychiatrie comme un phénomène social suppose de la traiter comme une entité qui possède une existence et une évolution indépendante des consciences individuelles.

2. L'institution

Selon la définition qu'en donne Émile Durkheim, on appelle institution « toutes croyances et tous les modes de conduites institués par la collectivité[1] », ce qui nous éloigne de la primauté donnée à l'architecture, alors que

[1] Émile Durkheim, *Les règles de la méthode sociologique* [1894], Bruxelles, Ultraletters, 2013, p. 24.

c'est cette représentation qui prévaut le plus souvent. Ceci plus spécifiquement pour l'asile, qui a toujours eu la particularité d'être entouré de murs exposés à la vue, à la fois pour incarner un espace protégé des désordres du monde, impressionner les foules, faire autorité, mais aussi pour indiquer qu'au-delà opère le mystère de la folie, avec ses rites inaccessibles pour le non-initié. En cela, nous sommes proches du sanctuaire, empreint d'un certain parfum de transcendance.

Ce qui est trivialement appelé « institution », au sens architectural, n'est que le résultat de ce qu'elle produit concrètement en acte, au sens de l'étymologie latine *instituere*, instituer, fixer un état de choses. C'est en fait à l'intérieur de ce contenant que l'institution proprement dite se constitue d'un groupe social organisé selon des procédures et des finalités indépendantes de la volonté de ses membres, mais qui, une fois introjectées, deviennent une réalité partagée. Elle a pour vocation, outre de contribuer à l'ordre social par la transmission d'un certain nombre de normes établies, de sélectionner des modèles prédéfinis de conduites canalisant dans un sens déterminé un ensemble d'actions, ceci grâce à un langage qui uniformise les échanges entre les acteurs. Ce fut le cas de l'enseignement de Philippe Pinel qui forgea le discours psychiatrique inaugural. Il est rapidement devenu une « conscience » collective, extérieur aux individus, mais qui s'est imposée à chacun.

Le risque d'une telle construction est évidemment de légitimer une certaine forme de tyrannie sociale, Georges Herbert Mead allant jusqu'à affirmer que les individus

> « ne peuvent se développer et posséder des soi pleinement achevés que dans la mesure où chacun saisit et reflète, dans son expérience individuelle, ces attitudes ou activités

sociales organisées qu'incarnent ou représentent les institutions[1] ».

Ces opérations de sélection ont en effet pour résultat de produire des individus dits « épistémiques », c'est-à-dire construits par la science, au point que cette transformation subjective en arrive parfois à effacer toute singularité, sans même que le processus ne soit perçu par le travailleur, puisque les dominés, comme les dominants, sont le plus souvent inconscients des mécanismes par lesquels s'exerce cette contrainte symbolique. Pierre Bourdieu y voit la formation d'« habitus », soit d'une « histoire à l'état incorporé »[2], qui tend à inculquer à l'individu un ensemble de perceptions et d'actions qui n'ont plus de raison d'être remises en cause, ni même interrogées. L'espace social spécifique dans lequel il évolue devient doté d'une autonomie à l'égard d'autres champs constitués, et produit un *illusio*, selon sa terminologie, c'est-à-dire un ensemble de croyances tacites sur les manières de penser et d'agir au sein de cet espace. Le rapport au monde qui s'instaure ensuite s'établira à partir de certitudes, ni démontrables ou explicables, peu importe qu'elles soient fondées ou non.

C'est donc là tout le paradoxe de l'homme, capable de produire un monde qu'il expérimente ensuite comme quelque chose d'autre qu'un produit humain, ceci parce qu'aux générations qui s'échelonnent après une construction institutionnelle initiale, ici d'obédience scientifique, la réalité historique est devenue tradition plutôt que mémoire biographique. Elle soumet ainsi l'individu à un passé qui lui est étranger par adaptation à un rôle défini par l'ordre établi, et se fait alors le relais

---

[1] Georges Herbert Mead, *L'Esprit, le Soi et la Société* [1934], Paris, PUF, 1963, p. 223.

[2] Pierre Bourdieu, « Le mort saisit le vif », *Actes de la recherche en sciences sociales,* n° 32-33, 1980, p. 6.

d'un langage qu'on ne remettra plus en question, puisqu'il est associé à des apprentissages validés par le groupe dominant, dont il fait désormais partie. Toute déviance radicale par rapport à l'ordre institutionnel sera apparentée à une déviation par rapport à la réalité puisque chacun est censé se mouvoir dans un environnement naturel, ce qui explique que les institutions aient toujours activement résisté aux changements qui seraient venus de quelques initiatives personnelles, et prioritairement celles des malades. À cela s'ajoute le fait que les contraintes réelles et symboliques exercées sur l'individu dans le champ psychiatrique ont ceci d'exemplaire qu'elles relèvent du pouvoir d'une corporation qui, outre sa mission sécuritaire et de régulation sociale, a été mise en situation de peser sur la vie et sur la mort, de décider du normal et du pathologique.

Les acteurs du champ de la santé mentale qui acceptent de rester dans cet environnement contraint, et ne peuvent renoncer à leur assujettissement à une fonction sociale relativement protégée, ne doivent leur survie institutionnelle qu'à une introjection de ces représentations scientifiques, ainsi qu'à une modélisation de leur pensée selon des convenances codifiées. Cette réification sera le plus souvent rationalisée, ou déniée, derrière diverses formulations, comme celle d'une « mission de service public », par exemple. Il en va de l'équilibre mental, puisqu'une prise de conscience sans possibilité de sortir de sa condition est souvent bien plus fâcheuse qu'une soumission à son statut. L'arrangement est toutefois de circonstance, car on peut y voir l'une des raisons de la désaffection pour un engagement en psychiatrie au sens du « traitement moral », propagé jusqu'à nous comme idéal soignant. La souffrance inhérente à cette négation du sujet par la science s'exprime aujourd'hui par les crises successives que traverse la corporation. Elles prennent souvent la forme de revendications ayant pour objectif d'améliorer ses conditions de travail, mais qui se répètent indéfiniment sans résultat probant puisque la demande effective, sous-jacente, de pouvoir participer librement à un véritable dialogue avec la personne malade, ne peut être entendue par un système constitué à distance des individus, et selon de tout autres référentiels.

Elle s'est surtout révélée durant ces vingt dernières années, et si ce désarroi prend aujourd'hui une telle ampleur, au point de ne plus pouvoir être ignoré, cela tient en grande partie au fait que le fil conducteur qui était censé nous servir de ralliement depuis Philippe Pinel, prenait son ancrage dans une société qui n'est plus la nôtre.

Chapitre V
L'individu postmoderne

1. L'autre monde

On opposera ici le cadre socioculturel, institutionnel et politique d'une psychiatrie héritée du Siècle des Lumières, à la société du XXIe siècle qui indique, à l'inverse, que nous sommes aujourd'hui confrontés à une crise de la modernité. Deux de ses plus saillantes caractéristiques sont à relever, pour ce qui nous concerne. À savoir, d'une part, qu'elle s'est trouvée brutalement impactée par le numérique, devenu pervasif, et d'autre part qu'elle a cessé de fonctionner comme principe unificateur, tel que la tradition l'envisageait. Ces deux phénomènes étant reliés, il en est résulté l'avènement d'une nouvelle civilisation, inconnue jusqu'alors, fruit d'une rencontre entre les sciences informatiques et les sciences humaines, et qui n'est plus, comme auparavant, le fait d'un groupe social, mais caractérise l'état technique, intellectuel, politique et moral de toute une société.

L'apparente immuabilité de notre quotidien et l'immatérialité de ce qui s'infiltre en nous comme processus de subjectivation, nous font parfois oublier que nos relations, nos actions, nos préférences, autrement dit l'expression de notre désir, sont désormais tracées et reliées à des services de collecte et de traitement des données *via* des entités connectées qui se démultiplient, la miniaturisation aidant, et se disséminent dans notre environnement. Ce *Big Data* est orchestré par des dispositifs qui fuient massivement et transmettent tout, parfois malgré eux, au point qu'il est quasiment impossible de prétendre gouverner de tels systèmes « qui prolifèrent et génèrent une couche d'entités numériques qui nous enveloppe à peu près aussi sûrement que la couche d'ozone et qui sont aussi invisibles qu'elle[1] ». Rappelons-nous que dans les années 1990, il n'y avait encore ni *web*, ni réseaux sociaux, ni ce téléphone portable, qui a fait du citoyen un être couplé à une machine prothétique qui prolonge le corps et l'esprit et constitue une porte d'entrée continuellement ouverte sur l'espace numérique, au point de produire, pour chacun, un nouvel écosystème de données personnelles, une « habitèle », selon l'expression de Dominique Boullier[2].

Un rapport très bien documenté, publié en 2017 par la Dell Technologies et l'Institut pour le Futur, a fait le point sur les profondes mutations qui en découlent et qui vont bientôt transformer le marché du travail ainsi que le travailleur lui-même. Nous entrons déjà, selon les experts interrogés, dans une seconde phase du développement numérique. Ainsi prédit-on qu'en 2030 « le rythme des changements sera si rapide que les gens apprendront "sur le moment", en utilisant de nouvelles technologies telles que la réalité augmentée et la réalité virtuelle », ce qui implique que « la capacité à acquérir de nouvelles connaissances sera plus précieuse que la connaissance elle-même »[3]. Ce rapport rappelle également que, selon le

---

[1] Dominique Boullier, *Sociologie du numérique*, Malakoff, Armand Colin, 2016, p. 50.

[2] Voir : D. Boullier, *L'Urbanité numérique. Essai sur la troisième ville en 2100*, Paris, L'Harmattan, 1999, p. 43-45 ; et : D. Boullier, « Habitele : Mobile Technologies Reshaping Urban Life », *Urbe Brazilian Journal of Urban Management*, 6 (1), 2014, p. 13-16. Le couplage de l'individu avec les objets connectés de toute nature privilégie à tel point le geste ou la commande vocale, qu'il est en passe de rendre bientôt désuète l'écriture, au sens classique du terme, condamnée à un usage restreint de professionnels, car considérée comme trop lourde et lente par la médiation qu'elle induit.

[3] Dell Technologies et l'Institut pour le Futur [2017], « The next era of human/machine partnerships. Emerging technologies' impact on

Bureau du Travail américain, les étudiants d'aujourd'hui seront déjà passés par huit à dix emplois à l'âge de trente-huit ans, et que quatre-vingt-cinq pour cent des emplois des années 2030 n'existent pas encore. Cela nous indique que l'innovation constante va déstabiliser de plus en plus les conventions et contraindre l'individu à remettre en question continuellement sa façon d'agir, de penser, et même de parler. À ce propos, Michel Serre, dans un discours à l'Académie française, dressait ce saisissant pronostic :

> « Ils ne parlent plus la même langue. Depuis Richelieu, l'Académie française publie, à peu près tous les vingt ans, pour référence, le *Dictionnaire* de la nôtre. Aux siècles précédents, la différence entre deux publications s'établissait autour de quatre à cinq mille mots, chiffre à peu près constant ; entre la précédente et la prochaine, elle sera de trente-cinq mille environ. À ce rythme, on peut deviner qu'assez vite nos successeurs pourraient se trouver, demain, aussi séparés de notre langue que nous le sommes, aujourd'hui, de l'ancien français pratiqué par Chrétien de Troyes ou Joinville[1]. »

La génération qui arrive sur le marché du travail n'a donc pas baigné dans la même époque technologique que leurs aînés. Son imprégnation numérique est celle du monde naturel qu'elle découvre, et n'a nul besoin de se l'approprier par apprentissage. Ce qui remet en question la pérennité même du lien transgénérationnel qui reposait sur la transmission d'une expérience ou l'enseignement d'un

society & work in 2030 », https://www.delltechnologies.com/content/dam/delltechnologies/assets/perspectives/2030/pdf/SR1940_IFTFforDellTechnologies_Human-Machine_070517_readerhigh-res.pdf

[1] Michel Serre, *Petite poucette*, Paris, Le Pommier/Humensis, 2012, p. 16.

savoir. La connaissance est maintenant en libre-service, accessible par d'innombrables portails du *web*, à tout moment de la journée, et rend dérisoire l'offre ponctuelle telle qu'elle est encore proposée par un professeur d'école ou un universitaire, que l'on écoute plus avec la déférence que l'on devait aux Gardiens du Livre. On en a l'écho en cet autre constat de Michel Serre :

> « Voici des jeunes gens auxquels nous prétendons dispenser de l'enseignement, au sein de cadres datant d'un âge qu'ils ne reconnaissent plus : bâtiments, cours de récréation, salles de classe, amphithéâtres, campus, bibliothèques, laboratoires, savoirs même…, cadres datant, dis-je, d'un âge et adaptés à une ère où les hommes et le monde étaient ce qu'ils ne sont plus[1]. »

Cela étant posé, on doit essayer de déterminer ce qu'en seront les conséquences, à la fois pour toutes ces personnes désormais situées à la frontière entre deux mondes et induites par une société qui n'a plus d'histoire, mais aussi quant au devenir des institutions qui avaient été fondées sur de tout autres principes.

Bien qu'il y ait difficulté à délimiter les contours de cette génération en perpétuel devenir, on peut néanmoins repérer qu'elle se rassemble aujourd'hui autour de la recherche d'un accomplissement personnel qui ne serait plus conditionné par les valeurs d'un groupe constitué. Christopher Lasch, dès les années 1980, publiait ce qui allait devenir un *best-seller* aux États-Unis, *The Culture of Narcissism*[2], ceci à un moment où le thème devenait un sujet d'investigation pour de nombreux chercheurs. Il montrait déjà qu'outre Atlantique il y avait perte du sens de la continuité historique, érosion du sentiment

---

[1] M. Serre, *op. cit.*, p. 19.

[2] Christopher Lasch, *Le complexe de Narcisse. La nouvelle sensibilité américaine* [1979], Paris, Laffont, 1981.

d'appartenance à une succession de générations enracinées dans le passé et qui se prolongerait dans le futur. Cette tendance n'a eu de cesse de s'exacerber, et les passagers du XXIe siècle sont aujourd'hui nomades, ils évoluent au gré de leur confrontation à des situations socioculturelles hétérogènes et de leur immersion dans des réseaux de communication en continuel réaménagement. Pour les recruteurs de ce nouveau monde, ce sont ces travailleurs mobiles qui construiront l'avenir, capable de se mouvoir d'un univers à un autre, et fortement doté de réactivité et de capacités d'innovation. Ceci, faut-il ajouter, dans un contexte particulier, puisque le trait majeur de notre époque est l'incertitude, qu'elle soit de nature écologique par l'effet de la mondialisation sur les écosystèmes, politique par la fin des grands systèmes idéologiques de masse, ou sanitaires, plus récemment, avec la résurgence d'épidémies étendues à l'échelle planétaire. Il faudra également compter avec ce capitalisme triomphant, éminemment instable, devenu hégémonique au XXIe siècle avec l'apparition de grands groupes industriels et financiers, ou par le fait des politiques de libération des échanges menées dans la plupart des pays, appuyées par les nouvelles technologies de l'information et de la communication[1].

Le modèle rationnel, souvent disciplinaire, sur lequel les institutions s'étaient construites, au caractère stable et prévisible, n'est plus celui dont se réclame cette « modernité liquide », selon l'expression de Zygmunt Bauman[2], dont l'une des caractéristiques est précisément

---

[1] Dès 1965, l'un des fondateurs d'Intel, Gordon Moore, établissait une prévision qui a été vérifiée depuis, connue désormais comme la « loi de Moore », suivant laquelle la capacité de traitement d'une puce de silicone doublerait tous les dix-huit mois.

[2] Zygmunt Bauman, *La vie liquide* [2005], Rodez, Le Rouergue/Chambon, 2013.

d'être post-hiérarchique. Les autorités, auparavant établies, ont perdu en reconnaissance et en pouvoir d'adhésion dans toutes les sociétés développées, progressivement évincées par cette génération devenue critique des traditions, prétendument indépassables, comme l'État, la famille patriarcale, le citoyen, la sexualité conjugale hétérosexuelle, cette norme que l'on appelle encore « santé mentale ». On ne peut donc plus adhérer sans réserve à la position durkheimienne selon laquelle le citoyen serait prioritairement un être construit par une contrainte extérieure à lui-même, assigné à une résidence identitaire prescrite, et donc immuable. Elle rendait compte de ce qu'était alors la société moderne, portée par la révolution industrielle du milieu du XIXe siècle, et qui se devait de produire des identités collectives rentables, répertoriées selon des catégories socioprofessionnelles étanches.

Si l'on met en perspective cet état des lieux, on a le sentiment que la psychiatrique paraît bien loin, à ce jour, d'être en mesure de faire face à ces nouveaux enjeux de société. Le jeune malade hospitalisé n'est plus le « vieux schizophrène », ainsi dénommé, et qui habitait l'asile, passif et résigné. Il est maintenant sujet de sa souffrance et sera de moins en moins disposé à tolérer la violence symbolique d'une institution qui voudrait lui imposer une identification à un statut fixé par la science. Que l'on imagine ce nouveau venu, cet « individu hypermoderne », pour reprendre l'appellation de Nicole Aubert[1], devenu critique des évidences, qui tente de se positionner parmi des modèles de socialisations disparates, interchangeables, concurrents ou contradictoires, et qui, un jour, est suffisamment mal en point pour avoir à franchir les portes d'un hôpital psychiatrique. Il pénètre alors dans un monde

[1] Nicole Aubert (dir.), *L'individu hypermoderne*, Ramonville-Saint-Agne, Érès, 2004.

replié sur lui-même, fait de traditions modernistes, et devient brutalement dépersonnalisé, soumis à une institution lourde qui lui donne son cadre de pensée et d'action, et même le prive, conformément à ce principe thérapeutique défendu depuis l'avènement de l'asile, de tous ses liens identitaires, affectifs et numériques. On ne pourra s'étonner, dès lors, qu'il ne saisisse pas toujours les ressorts intimes d'une psychopathologie censée le définir, alors que c'est une pratique théorique qui remonte à la Révolution française.

Nous allons voir que la psychiatrie a pourtant fait le choix de durcir son orientation scientifique, appuyée sur une partie seulement de l'héritage pinélien, délaissant toujours davantage ce qui pourrait relever du traitement moral et de ses valeurs.

2. Empirisme 2.0

Je partirai de l'existant pour en rendre compte, sachant que ce qui va suivre ne représente que la pointe émergée de la recherche en santé mentale, tant elle est en progression constante. Ceci pour illustrer le fait que cette actualité est dans la continuité de son histoire, et pour souligner son voisinage avec le transhumaniste, que nous aborderons ensuite.

Pour qui se rend la première fois à des journées d'information sur les avancées de la psychiatrie, ce qui est frappant, c'est le style des intervenants venus annoncer ce que sera l'avenir pour cette spécialité en plein essor. Ils sont jeunes, sympathiques, passionnés, percutants, et extrêmement pointus dans leur domaine. Debout, déambulant face à l'auditoire, l'orateur déroule un discours fluide et sans l'appui d'aucune note. Bref, il captive l'assemblée. Nous sommes, à nous y méprendre, devant une prestation dans le style GAFAM, c'est-à-dire commerciale et convaincante. Les arguments avancés pour inciter à son développement sont difficilement contestables, puisque l'on nous dit, en préambule, que des solutions thérapeutiques existent et sont en pleine expansion afin de venir à bout des maladies mentales, première cause de handicap en France, et qu'il n'est donc pas tolérable de laisser l'être humain aux prises avec les indicibles souffrances qui le traversent. Il n'y aurait donc plus rien à objecter à la longue liste d'innovations qui sont ensuite déclinées, et l'on apprend que dans certains centres hospitaliers, le plus souvent universitaires, des projets considérés, il y a peu, comme futuristes, sont déjà très avancés. Trois axes de réflexion sont privilégiés, conformément à la démarche scientifique : ils concernent le diagnostic, le traitement, et la localisation organique de la maladie. Il faudra encore y ajouter cette nouvelle venue en santé mentale, l'intelligence artificielle, devenue omniprésente.

La télémédecine en psychiatrie a fait son apparition pour lutter contre les déserts médicaux, de même que des logiciels appelés *chatbots*, qui « dialoguent » avec un malade au moyen de conversations automatisées qui reconnaissent les messages annonciateurs d'une éventuelle rechute. Des studios numériques, agréablement meublés, sont maintenant en place, munis d'une quantité colossale de capteurs, permettant de mesurer l'autonomie du malade logé à l'intérieur, chaque fait et geste spontané du quotidien étant quantifié et évalué pour décider du diagnostic et des mesures thérapeutiques à mettre en œuvre. Pour chaque cas de schizophrénie détecté, c'est-à-dire chez l'adulte jeune, par définition, la règle est maintenant de pratiquer une IRM en première intention afin d'objectiver le trouble. Les budgets nécessaires sont considérables, mais disponibles pour qui en fait la demande et souhaite faire évoluer ce secteur en pleine effervescence. La reconnaissance faciale des émotions est maintenant une aide à l'évaluation, particulièrement dans le trouble bipolaire, l'hypothèse étant que ces malades ont de grandes difficultés de repérage à cet endroit, comparativement à des personnes non bipolaires, et qu'elles sont pourvoyeuses d'une perte d'estime de soi, et donc d'une mauvaise insertion sociale et professionnelle.

Un peu partout en France sont installées des salles d'immersion en réalité virtuelle pour traiter les phobies grâce à des techniques de thérapie comportementale par exposition progressive, aussi pour améliorer certains symptômes schizophréniques. Les troubles obsessionnels compulsifs, outre le fait qu'ils bénéficient maintenant d'une sismothérapie en technologie avancée, sont l'objet d'expérimentation par l'utilisation de stimulations cérébrales profondes à haute fréquence, et les premiers « *kits* » d'expérimentation viennent d'être mis à disposition des praticiens de la plupart des grands hôpitaux psychiatriques. Des robots, dits « d'assistance sociale », sont en plein développement pour générer des interactions avec celui qui en manquerait du fait de sa solitude, ou parce qu'il n'a pas les habiletés requises pour y parvenir. Les programmes de remédiation cognitive, consistant en une rééducation des fonctions cérébrales altérées, telles que la mémoire, les capacités d'attention, de concentration, ou encore d'organisation et de planification face à des tâches complexes, n'ont aucun mal à trouver les financements nécessaires à la mise en place d'unités de soin qui leur sont consacrées, malgré les restrictions budgétaires, et l'on est véritablement stupéfait des sommes engagées en ce domaine.

La génétique est aujourd'hui réinventée, et pour ceux qui compteraient se perfectionner, à réapprendre totalement, tellement les avancées ont été fulgurantes. Pour exemple, on est passée d'une vague suspicion d'hérédité de la psychose maniacodépressive à une analyse des variantes génétiques par séquençage d'exomes. Les toutes dernières recherches s'orientent vers la compréhension des transformations intracellulaires et du rôle des protéines synaptiques et gliales grâce à une nouvelle technique qui va révolutionner l'étude de la physiopathologie des maladies psychiatrique : l'optogénétique. Elle permet en effet de contrôler l'activation rapide, à l'échelle de la milliseconde, des processus biologiques dans un type de cellule défini, et ainsi de cibler un système neuronal complexe régulant le comportement d'un malade éveillé en temps réel[1].

Au-dessus de tout ceci, l'intelligence artificielle est le socle de la connaissance absolu. Elle est en pleine expansion grâce au concept de *Machine Learning*[2] et de *Deep Learning*[3], faisant prédire un apprentissage exponentiel et des vitesses de traitement de l'information pour ainsi dire sans limite, ce qui va contraindre les professionnels à reconsidérer leur manière de penser le soin. Il s'agit-là d'un processus engagé bien plus en amont que les premiers effets aujourd'hui constatés dans sa pratique. Début 2017, « France IA » a été créée à la demande du gouvernement, réunissant dix-sept groupes d'experts issus de la société civile, mais aussi des entrepreneurs, afin de réfléchir à une stratégie qui

---

[1] Karl Deisseroth, "Optogenetic*s"*, *Nat Methods*, 8 (1), 2011, p. 26-29.

[2] Le *Machine Learning* est une technologie d'intelligence artificielle permettant aux ordinateurs d'apprendre par eux-mêmes, contrairement à la programmation, qui les restreint à une exécution de règles prédéterminées.

[3] Le *Deep Learning*, ou « apprentissage profond », est un type d'intelligence artificielle dérivé du *Machine Learning,* qui s'appuie sur un réseau de « neurones » artificiels inspirés du cerveau humain. Il est composé de dizaines, parfois de centaines de couches de « neurones », chacune recevant et interprétant les informations de la couche précédente.

permettrait à la France d'assurer un *leadership* mondial en la matière. Les propositions s'articulent autour de sept secteurs privilégiés : celui de la santé est situé au même rang que la construction automobile, la relation client, le secteur de la finance, les énergies renouvelables, la robotique et l'éducation numérique. Le 23 octobre 2018, lors de la mission d'information de la Conférence des présidents sur la révision de la loi relative à la bioéthique, l'Assemblée nationale auditionnait David Gruson pour présenter l'initiative « académique et citoyenne », Ethik-IA[1]. L'objectif était de défendre une régulation positive de l'intelligence artificielle et de la robotisation en matière de santé, et de préciser les cas d'applications, qui ne s'étaient pour l'instant concentrés que sur certaines spécialités médicales ou chirurgicales. Mais nous verrons plus loin que la santé mentale ne peut manquer de devenir un vaste champ d'expérimentation compte tenu des énormes enjeux économiques, puisqu'un centre de recherche ou un acteur industriel investit plusieurs millions d'euros pour écrire un code d'aide algorithmique au diagnostic, et se doit de le rentabiliser.

Pour lors, on peut constater que cette large diffusion du numérique a eu pour effet principal d'implémenter directement le personnel hospitalier dans le système d'exploitation informatique. Ce qui peut être considéré comme un gage de performance et de sécurité en médecine, chirurgie ou obstétrique, l'est beaucoup moins en psychiatrie, pourtant contrainte de se plier aux mêmes exigences techniques. Le langage n'est plus le vecteur qui permettait de recueillir des impressions ou de transmettre une expérience, il a été rationalisé par des algorithmes qui

---

[1] David Gruson, « Mission d'information de la Conférence des présidents sur la révision de la loi relative à la bioéthique », Assemblée Nationale, 23 octobre 2018, http://www.assemblee-nationale.fr/15/cr-bioethique/18-19/c1819038.asp

prennent la forme d'arbres décisionnels d'une envergure considérable. Les situations cliniques, et donc humaines, sont maintenant minutieusement répertoriées par fragmentation de « l'entité » ciblée en éléments secondaires, mis ainsi à disposition de chaque corps de métier pour lui permettre d'exercer son action particulière. Le tout doit être codifié et validé en temps réel sur un portail dédié pour fournir à tous les intervenants des informations qui peuvent être collectivement traitées avec objectivité, et ainsi établir la visibilité sociale du malade en institution, puis à sa sortie.

Devant les inquiétudes qui se font jour face à une trop grande ingérence des technosciences dans la pensée humaine, leurs défenseurs répondent, en général, que la technologie biomédicale sera toujours tournée vers un usage thérapeutique, et que tout ceci ne relève finalement que d'un processus d'amélioration fort ancien, puisqu'il remonte à la nuit des temps depuis qu'on a inventé le feu et que l'on s'est prémuni du froid. Il est possible que ce genre de propos soient sincères, et c'est là ce qui est le plus préoccupant, puisque c'est moins un déni de réalité, qu'une méconnaissance de ce qui est en passe de gouverner la pratique clinique en matière de santé mentale. Ceci pour des raisons que j'aborderai ensuite, mais qui relèvent principalement du manque de visibilité quant au système planétaire qui se met en place. À cela s'ajoute le fait que certains psychiatres sont en situation de passer la porte du transhumanisme sans même s'en apercevoir, précisément parce que cette approche de la connaissance ne nécessite pas, pour eux, de rupture épistémologique.

Il convient donc, à présent, de rassembler les caractéristiques de ce courant de pensée tel qu'il émerge progressivement à la connaissance du grand public.

Chapitre VI
La psychiatrie demain

1. Vers le transhumanisme

Il s'agit d'un mouvement culturel et intellectuel devenu international, déjà implanté dans les universités américaines, et qui vise à optimiser la condition humaine par l'usage des sciences et des techniques. On parle d'une convergence des technologies dites NBIC, un champ interdisciplinaire où collaborent nanotechnologies, biotechnologies, technologie de l'information et sciences cognitives. Le projet n'est plus de transformer le monde, mais de façonner les humains eux-mêmes, au motif qu'ils seraient globalement déficients et désormais inadaptés à un environnement profondément remanié. Faute de progrès, l'espèce humaine serait, à plus ou moins long terme, vouée à disparaître, ce qui nous contraint à entrer dans un processus évolutif « post-darwinien », qui remplacera la sélection naturelle par une sélection choisie. C'est donc une « version 2.0 » du corps humain qui se prépare pour pallier nos capacités limitées. Cela va du dopage cognitif à l'ingénierie génétique, des implants neuronaux à la nanomédecine.

Le domaine des médicaments psychotropes à usage extra-médical s'y inscrit pleinement, dans la mesure où la distinction entre thérapie et amélioration devient de plus en plus superflue et obsolète. C'est maintenant un outil dit « anthropotechnique[1] » en voie de banalisation, et qui a déjà envahi les campus américains et britanniques,

[1] Jérôme Goffette, *Naissance de l'anthropotechnie*, Paris, Vrin, 2006.

devenus des laboratoires d'expérimentation pour les technologies d'augmentation des capacités cognitives. La Ritaline® en est devenue l'emblème, destinée à augmenter l'attention et la concentration, alors qu'elle est en principe prescrite pour combattre le syndrome de l'enfant hyperactif. L'Adderall® et le modafinil sont utilisés à titre de psychostimulants, détournés de leur indication première qui est de traiter la narcolepsie. Ils sont largement consommés, que ce soit par les étudiants du premier cycle ou par des chercheurs confirmés, en particulier pour se démarquer de leurs collègues. On a établi la prévalence de cet usage entre cinq et quinze pour cent selon les universités, et entre deux et cinq pour cent chez les élèves du secondaire[1]. L'Effexor®, hors indication thérapeutique comme antidépresseur, est désormais utilisé pour ne pas avoir à gérer les aléas des contraintes existentielles, les consommateurs rapportant un effet de distanciation face aux stress circonstanciels, proche de l'indifférence.

On peut citer également d'autres produits, plus récréatifs ou de confort pour l'esprit, tel que le Cialis® qui garantit une érection en toutes circonstances, sans que la question de la disponibilité physique n'y mette de frein. En matière de pratiques sexuelles, le *chemsex*, très addictif du fait de la production d'orgasmes que l'on dit « stratosphériques », se déploie dans le champ social à une vitesse telle, qu'elle rend maintenant impossible tout contrôle de la diffusion des produits utilisés.

La consommation de médicaments psychotropes a augmenté ces dernières années de manière exponentielle pour gérer les problématiques sociales contemporaines, faisant de l'industrie pharmaceutique l'une des plus lucratives au monde. Cette « pharmaceuticalisation » de la société, identifiée par nombre de sociologues, conduit à

[1] Nicolas Le Dévédec, Fany Guis, « L'humain augmenté, un enjeu social », *Sociologies*, 2013, http://sociologies.revues.org/4409

une redéfinition complète des rapports sociaux et des identités. C'est désormais l'efficience intellectuelle qui doit être ajustée à l'accélération du monde postmoderne, de même que la réactivité, la maîtrise des sentiments et des émotions, la régulation des relations conjugales, tout cela étant apparenté à des phénomènes purement neurobiologiques. La demande de médicalisation du quotidien vise, au final, à abaisser le seuil de normalité, ceci afin d'éviter la désaffiliation[1] sociale résultant de l'incapacité à répondre aux exigences de performance attendues dans la société. Dans ce nouveau marché à investir, le champ de la santé mentale figure en bonne place, d'autant que le retard est criant, et « l'usager » en forte demande d'amélioration. L'entourage d'un enfant encore bien plus, puisqu'il doit être suffisamment armé pour tenir son rang dans un environnement technologique où la concurrence fait rage.

Derrière le transhumanisme se dessine ce que l'on appelle maintenant le post-humanisme, un courant de pensée lui aussi international. Il part du principe que la science a déjà profondément modifié la condition humaine et qu'elle ne peut que la transformer, ce qui lui fait prédire que l'humanité serait à un tournant radical de son histoire, voire à la fin de son histoire. Il convient désormais de se focaliser sur le non humain (cyborgs, clones, robots, objets connectés) afin d'aboutir à une hybridation aux machines[2],

---

[1] En sociologie, la « désaffiliation » est un processus décrit par le sociologue français Robert Castel (1933-2013) qui correspond à la « dissociation du lien social » en raison de l'absence de travail et de l'isolement qui en découle. (Robert Castel, *La montée des incertitudes. Travail, protections, statut de l'individu*, Paris, Points, 2013).

[2] En 2019, Elon Musk, directeur de Space X, fondateur de Neuralink, start-up spécialisée dans la recherche sur la connexion entre le cerveau et les ordinateurs, a dévoilé un projet d'implant qui permettrait de communiquer avec son smartphone. Déjà opérationnel chez le singe, il

l'espèce humaine perdant son privilège au profit d'individus inédits, construits par les technologies. Il s'agirait, dans l'absolu, de se libérer des contraintes et des limites corporelles pour atteindre une certaine forme d'immortalité. Ceci par fabrication d'organes, d'implantation prothétique ou de cellules souches, pour réparer *in situ* les organes vieillissants, *via* les nanotechnologies.

Cette évolution programmée de l'espèce humaine est l'objet d'une propagande très active, et tout un champ d'investigation est actuellement en place à l'échelon mondial pour orienter dans cette direction les politiques publiques et les financements. Ce mouvement est loin d'être constitué de chercheurs marginaux, il compte parmi ses membres des figures renommées du monde académique, d'horizons variés, et qui siègent dans de multiples comités de bioéthique. Il annonce des innovations en rupture avec l'existant, et non plus des modifications progressives en matière de savoir et de pratiques.

Toutes ces recherches trouvent le concours, que ce soit de manière directe ou indirecte, des plus grandes entreprises de notre temps, dont les GAFAM, avec leur chef de proue, Ray Kurzweil, recruté par Google en 2012 comme directeur de l'ingénierie, et conseillé spécial de l'armée américaine sur les questions touchant aux avancées technoscientifiques. Il s'agit d'un « véritable projet, avec son ordre du jour, sa feuille de route et son agenda[1] ». Ce ne sont donc pas des médecins, biologistes ou physiologistes qui en sont les apôtres, mais des ingénieurs, des informaticiens et bien sûr des

---

attendait l'accord de la *Food and Drugs Administration*, l'autorité américaine de régulation des dispositifs médicaux, pour lancer les premiers essais humains, fin 2020.

[1] Mark Hunyadi, *Le temps du post humanisme. Un diagnostic d'époque*, Paris, Les Belles Lettres, 2019, p. 20-21.

entrepreneurs, compte tenu des gigantesques intérêts économiques en jeu.

La résultante de ce mouvement est l'avènement d'un système dont les contours et le devenir auront de moins en moins de visibilité puisque cette strate est désinvestie à l'échelon individuel, et qu'elle ne peut relever d'une appréhension globale en tant qu'utilisateur. Comme nous l'indique Mark Huyadi,

> « ce qui, fragmenté en domaines particuliers, apparaît à chaque fois aux individus comme une avancée souhaitable, finit, au niveau global, par produire un effet totalisant qui impose son modèle à l'ensemble de la société. C'est là le plan du *système,* distinct du plan de l'outil, où se développe nécessairement une forme de *fatalisme,* puisque l'on a tendance à considérer que les effets généraux qui résultent des actions et initiatives particulières sont la résultante *naturelle* et *légitime* de ces actions, dès lors que celles-ci satisfont le critère individualiste qui prévaut dans nos sociétés[1]. »

Le transhumanisme n'incite pas non plus à anticiper ses effets au niveau systémique puisqu'il n'a pas comme visée de promouvoir une culture humaniste, et se focalise sur les bénéfices que peut en retirer l'individu, sans jamais aborder, pour ainsi dire, la question de l'impact que cela aura sur la construction de la civilisation à venir. Non pas que nous allions vers de l'inédit, la pensée des Lumières et le XIXe siècle en Europe y ont été confrontés, mais du fait que le transhumanisme n'engage aucune réflexion qui pourrait concerner le champ social. Il ne s'agit plus ici d'améliorer la société, mais de s'y adapter pleinement par négation de la condition humaine.

---

[1] *Ibid.*, p. 128.

Ces avancées inédites laissent envisager un avenir souvent fascinant, si l'on oublie qu'il n'est pourtant qu'une construction destinée à mieux contourner notre misère existentielle et notre vulnérabilité. Il faut donc que ces innovations sans précédent se justifient par une rhétorique complexe et qu'elles jouent sur des ressorts puissants. C'est une part de l'intérêt que comporte la lecture de l'ouvrage d'Olivier Rey, *Leurre et malheur du transhumanisme*[1], qui en décrit les mécanismes, démontrant que c'est plutôt face à un monde en déroute et à une perte de confiance dans le progrès, que les promesses les plus exorbitantes sont prodiguées à ceux qui veulent bien les entendre.

Face à la réceptivité plutôt passive et fataliste d'un public mieux informé, bon nombre de critiques et de réticences se développent malgré tout parmi les bioconservateurs, considérant que ce mouvement posera de sérieuses difficultés en termes d'identité pour l'individu augmenté. Non seulement la personnalité sera profondément altérée par des changements qui n'auront pas été suffisamment élaborés, mais il comporte des risques au regard des droits fondamentaux de l'humain. Ceux-ci ne relèvent pas seulement de l'avoir sur un corps inappropriable, mais de l'être, dont on ne voit pas qu'il puisse faire l'objet d'une marchandisation. Du point de vue social, on peut également anticiper le fait que le transhumanisme sera profondément inégalitaire par le coût que supposera l'accès à ces nouvelles technologies de pointe, ce qui va stimuler la fabrication de contrebande ou de produits *low cost*, venant ainsi approfondir le fossé séparant les nantis des démunis.

Entre progressistes et bio conservateurs, une troisième voie se dessine, par laquelle on argumente que la machine

---

[1] Olivier Rey, *Leurre et malheur du transhumanisme*, Paris, Desclée de Brouwer, 2018.

est quoi qu'il en soit en marche, qu'il y a d'indéniables bénéfices à retirer de cette mutation sans précédent, et qu'il convient plutôt de la gérer, que de s'y opposer. Les avantages conférés par les technologies d'augmentation des capacités humaines ne seraient finalement pas plus injustes que ceux concédés par une origine naturelle privilégiée et que, régulées et encadrées, elles pourraient au contraire favoriser l'égalité des chances et rééquilibrer la loterie génétique et sociale.

C'est cette position que tend à défendre la médecine, ce qui lui permet de rester dans un usage thérapeutique de ces technologies. Mais on sait que la marge est désormais étroite.

2. Une pensée psychiatrique sous condition

Cette course à l'innovation suppose un investissement faramineux, à mettre en regard des restrictions budgétaires à tous les niveaux de la pratique en secteur public, où il faut parfois batailler pour la simple survie d'une unité qui fonctionne et rend les services en principe escomptés. Et l'on doit s'attendre à ce que les sommes engagées dans ce processus progressent à un rythme exponentiel, ce qui va entraîner des conséquences quant à l'orientation du savoir. Une démarche scientifique implique en effet de faire constater un fait, mais selon des critères suffisamment fiables pour que des chercheurs puissent s'assurer du résultat et répéter les expériences qui y ont conduit. Outre les dépenses initiales engagées, cela exige donc une vérification complémentaire des énoncés. Le problème est alors posé, nous dit Jean-François Lyotard :

« Les appareils qui optimisent les performances du corps humain en vue d'administrer la preuve exigent un supplément de dépenses. Donc, pas de preuve et pas de vérification des énoncés, et pas de vérité sans argent[1]. »

Ce financement additionnel nécessite des décisions budgétaires compte tenu de la démultiplication des domaines concernés, et c'est là que les progrès du capitalisme vont pouvoir aider à la sélection des départements de recherche pouvant être subventionnés. Ce seront ceux qui rempliront les impératifs d'une amélioration mesurable et qui réaliseront des produits à bon rendement, comme les médicaments ou le séquençage du génome humain, devenu l'objet de brevets commercialisables.

Ce qui veut dire que les savants, les techniciens, et les appareils ne sont pas seulement là pour étendre le champ de la connaissance, mais pour démontrer qu'ils ont raison et qu'ils sont rentables, avec le risque non négligeable d'induire massivement dans les esprits une vérité, qui elle, sera construite, ceci en contradiction avec les principes fondamentaux qui doivent gouverner la démarche scientifique. L'autre conséquence attendue est que les secteurs d'investigation qui ne contribuent pas suffisamment à l'optimisation des performances du système seront voués à disparaître, comme on l'a constaté pour la psychanalyse, par exemple.

Les internes seront donc, eux aussi, incités à produire du quantifiable, et non plus à acquérir des pratiques discursives, ceci dès l'orientation initiale de l'enseignement dispensé. Ils en sont d'ailleurs avertis dès cette annonce sans ménagement qui expose leur avenir sur la quatrième de couverture de leur *Manuel de psychiatrie*.

---

[1] Jean-François Lyotard, *La condition postmoderne. Rapport sur le savoir*, Paris, Les Éditions de Minuit, 1979, p. 73-74.

Cet ouvrage, incontournable pour leur formation théorique, indique d'emblée qu'elle restera taxinomique et doit développer son approche biomédicale afin – ce n'est pas très explicité – de se conformer aux impératifs de la Haute autorité de santé, dont l'objectif est d'élaborer des pratiques de références pour l'ensemble des disciplines médicales. Au chapitre consacré à la recherche, le projet est plus clairement défini :

> « Les progrès de la psychopharmacologie et l'avènement du DSM et de ses critères diagnostiques, puis l'essor considérable de la génétique, de la neuro-imagerie, des sciences cognitives et de l'épidémiologie ont permis à la recherche psychiatrique de devenir une branche à part entière de la médecine et une composante des neurosciences[1]. »

La nouvelle grille des programmes de l'internat est par ailleurs organisée pour conduire le futur spécialiste vers des voies électives, très tôt dans le cursus par un mémoire dont la thématique ne se décide pas selon le bon vouloir de l'impétrant, mais s'impose à lui. Cela conditionne le choix du stage pratique, puis de la thèse de doctorat, qui en est la continuité, enfin la nature du poste hospitalier qui sera ensuite occupé.

Son avenir est donc tracé, et sa pensée réorganisée sans qu'il ne puisse faire autrement que de s'en accommoder compte tenu du pouvoir des décideurs qui orientent le savoir autorisé. Ainsi, dans la logique des développements qui précèdent, on apprend que la décision a été prise, lors de la Conférence des doyens des facultés de médecine qui se réunit régulièrement, de la mise en place, à compter de 2019, d'un module de sensibilisation des étudiants aux enjeux de la médecine algorithmique, ceci dès la première année du cursus. Dans le même temps, la directrice

[1] J. D. Guelfi, F. Rouillon, *op. cit.*, p. 33.

générale de l'Agence nationale du développement professionnel continu annonçait l'inscription de l'intelligence artificielle comme orientation prioritaire, afin d'enclencher une dynamique de formation auprès des médecins, et donc aussi des psychiatres, avec les inconvénients que l'on a indiqués. Cette insistance ne tient probablement pas seulement à une volonté d'adaptation aux innovations postmoderne. L'homme neuronal, pour reprendre l'expression de Jean-Pierre Changeux[1], étant bientôt décliné en quanta d'informations, celles-ci se devront d'être transmissibles avec rigueur et précision, en bits, donc, ce que l'on n'obtient pas avec la libre association par la parole.

On peut d'ores et déjà avancer que cette accumulation de démarches intellectuelles restrictives, alliées à des exigences socioéconomiques de plus en plus contraignantes, va lourdement impacter la physionomie des interactions dans les institutions hospitalo-universitaires, puisque ce sont elles qui assurent prioritairement la production et la circulation des biens de consommation intellectuelle réglementés. Les manuels et revues scientifiques seront donc sélectionnés selon les critères dominants de cette science officielle, non pas seulement comme instruments de diffusion du savoir, mais aussi pour rassembler la communauté autour d'un langage partagé. On se surprend ici à retrouver, deux cents ans plus tard, les mêmes principes qui régissaient la psychiatrie scientifique à l'époque de Philippe Pinel.

Les internes, qui représentent les nouveaux venus dans cet ordre établi, seront donc, conformément à la tradition,

> « orientés vers les placements sûrs des stratégies de succession, propres à leur assurer, au terme d'une carrière

[1] Jean-Pierre Changeux, *L'homme neuronal* [1983], Paris, Fayard, 2012.

prévisible, les profits promis à ceux qui réalisent l'idéal officiel de l'excellence scientifique au prix d'innovations circonscrites dans les limites autorisées[1]. »

La conséquence prévisible, s'ils y consentent, est qu'ils ne pourront résoudre que les problèmes posés dans ce cadre prescrit, et n'auront, dès lors, plus aucune latitude pour développer une pensée affranchie des contraintes et des demandes sociales.

On ne voit pas ce qu'il peut y avoir là de bien attrayant pour de jeunes recrues en santé mentale qui vont se retrouver en situation de confronter ce modèle à une réalité quotidienne insistante, celle d'un sujet en souffrance qui ne reconnaît pas le discours censé le conditionner. Cette contradiction commence peut-être à se savoir, du moins de manière latente, chez les étudiants qui pourraient être intéressés par le colloque singulier que suppose l'idéal psychiatrique, ce qui peut les détourner du choix de cette profession.

---

[1], P. Bourdieu, « La spécificité du champ scientifique et les conditions sociales du progrès de la raison », *Sociologie et structure sociale*, vol. 7, n° 1, 1975, p. 104.

[illegible]

Conclusion

L'histoire du XXe siècle, et particulièrement celle des institutions, n'a donc pas confirmé l'optimisme kantien quant au devenir de l'humanité, lui qui présageait que les Lumières permettraient à l'individu de sortir de son état de tutelle grâce à l'exercice de son propre entendement[1]. Les faits nous ont plutôt indiqué que ce déploiement scientifico-technique n'avait pas toujours conduit à une libération de l'esprit, mais plutôt à un effondrement de ses valeurs les plus fondamentales. Et ce n'est pas faute d'avoir été averti par nombre de chercheurs, qui ont largement démontré que l'idéologie rationnelle, ce « vêtement d'idée », nous dit Edmund Husserl[2], n'avait abouti qu'à diverses formes d'oppression politiques, économiques et sociales, ainsi qu'à une substitution généralisée du quantitatif au qualitatif. Dans ses excès, cette vague culturelle issue du modernisme adopta le principe selon lequel seul ce qui pouvait être établi de façon empirique devînt vrai, objectif et valable partout, et pour tous. Cette « révolution », qui s'était propagée dans les champs anthropologiques, technologiques, administratifs, se traduisit par des modes de socialisations disciplinaires concomitants de l'avènement de l'État et de l'essor d'une bourgeoisie qui mit tout en œuvre pour s'attribuer un rôle moteur dans le capitalisme à l'aube de l'industrialisation massive du XIXe siècle. La modernité, sous son plus mauvais jour, devint un instrument de contrôle, d'intégration et de répression. Le Sujet

---

1 Emmanuel Kant, *Réponse à la question : « Qu'est-ce que les lumières ? »* [1784], Paris, Flammarion, 2006.

2 Edmund Husserl, *La crise des sciences européennes et la phénoménologie transcendantale* [1935-1936], Paris, Gallimard, 1976, p. 10.

contestataire fut écarté d'un système social autoproduit et autorégulé, qui ne pouvait prospérer que si l'individu se sacrifiait à lui, avec cette conséquence que le désir, si l'on voulait accéder à la « réussite sociale », dût se conformer à un hygiénisme scientifique. C'est ce processus général de rationalisation qui allait conduire au « désenchantement du monde », selon l'expression de Max Weber, et aboutir à cette société holistique qu'Émile Durkheim décrira à la fin du XIXe siècle. L'individu, en principe agissant, libre et maître de lui-même, ne fut qu'une prévision qui ne résista pas à cette organisation du savoir. Le déviant, par définition improductif, aura logiquement une place de plus en plus restreinte dans cette société en construction, ce qui le conduira, sans même de projet délibéré, à son intégration dans ces institutions disciplinaires décrites par Michel Foucault, à la fois, dit-il, « effet et objet de pouvoir, effet et objet de savoir[1] ».

C'est dans ce contexte que la psychiatrie délimita, elle aussi, son propre champ d'investigation. À compter des trois premières générations d'aliénistes, emmenées par Philippe Pinel et la mythologie qui lui était attenante, son avenir était tracé, et le seul aménagement que l'on a pu ensuite constater fut, en quelque sorte, celui qui permit de passer progressivement de l'empirisme quelque peu brouillon des Lumières, à un scientisme rigoureux qui se concrétisera, peut-être, dans le transhumanisme à venir. Tout au long de son histoire, elle n'a pu que se restreindre à décrire l'individu pathologique de manière suffisamment rationnelle pour lui trouver une place répertoriée dans les classifications nosographiques, toujours d'actualité, ceci en lui imposant les contraintes d'une expérimentation supposée reconductible selon des modalités empruntées à la science des organes. D'où cette contradiction, passée sous silence, à savoir que pour être une science, elle se

---

[1] M. Foucault, *Surveiller et punir*, Paris, Gallimard, 1975, p. 225.

devait, par définition, d'être indifférente à son objet, soit du sujet dont elle était censée se préoccuper, et quand bien même y mettrait-elle les formes. Ce refus devant toute considération pour les qualités sensibles eut pour résultat que la subjectivité, comme essence de l'humanité, faute de pouvoir être objectivée, cessa rapidement d'avoir valeur de vérité, et fut remplacée par une subjectivité répertoriée, façonnée au rythme du capital et des avancées scientifiques.

Le traitement moral ne fut qu'un idéal conforme à son équivalent psychologique, c'est-à-dire fondé sur l'imaginaire, mais qui persista dans les esprits malgré les faits et sa disparition, celle-ci très concrète, dans le courant de la décennie qui a suivi sa mise en œuvre. Toutes les tentatives pour retrouver son esprit resteront lettre morte, et l'on retiendra la désillusion qu'a générée l'échec de la réforme humaniste d'après-guerre, emportée par la pensée scientifique impulsée par Philippe Pinel. Les effets de ce discours ont été rendus indéfectibles quant au fonctionnement des institutions concernées, ce qui revient à dire que le monde circonscrit par la psychiatrie neuroscientifique restera clos sur lui-même, indifférent à tout ce qui pourrait en déranger le cours naturel. La progression de cette étude s'est appliquée à en dessiner les contours, et cette fermeture suffit, par elle-même, à réfuter toute possibilité de décloisonnement, ceci parce qu'elle a structurellement délimité un environnement où le réel n'est pas ce qui est inatteignable, mais ce qui peut être accessible par les expérimentations d'une communauté réglée sur un paradigme définitif, en particulier celui que régit la nosographie psychiatrique.

C'est ce qui permet au médecin de s'accommoder plutôt bien de son rapport à ce que l'on considère comme pathologique à un moment donné de l'histoire. Il n'a pas ainsi à tenir compte du fait que l'entité qui siège au-devant de lui disparaîtra ou se transformera vraisemblablement à la génération suivante. Ce fut le cas de l'hystérie, décrite à Vienne à la fin du XIXe siècle, ou du catatonique, cet « inhabitant » cireux qui faisait la curiosité des internes, mais qui a disparu des hôpitaux à la fin du XXe siècle, ce que l'on ne peut seulement attribuer aux neuroleptiques, arrivés dans les années cinquante. L'homosexualité, question de société s'il en est, a également disparu – depuis peu – des classifications psychiatriques. À leur place ont éclos les *burnouts*, ou les pathologies consécutives au cyber harcèlement. Les troubles bipolaires se sont démultipliés, de même que les dépressions réactionnelles aux nouvelles exigences socioéconomiques. La personnalité limite serait en passe de devenir une forme de normalité à venir, comme la structure névrotique l'était pour la société patriarcale occidentale du XIXe siècle. Ce n'est pas tant que l'on doive, à nouveau, souligner les écueils d'une telle organisation du savoir pour l'humanité, mais le sujet, dans son rapport au langage, ne pourra jamais être entendu dans une telle expertise nosographique, puisqu'elle est réglée entre malade et psychiatre, tous deux réifiés par leurs rôles sociaux.

Maintenant qu'est établie l'impossibilité pour la psychiatrie d'accueillir ce qui ne relèverait pas de la science, quelle position adopter face à la mutation radicale du monde contemporain ? Les incitations à se préoccuper des transformations auxquelles sont soumis ces passagers de « l'autre monde » sont en tout cas nombreuses en cette postmodernité, où l'on évoque un « émiettement des identités[1] », l'apparition de problématiques complexes engendrées par des « intimités surexposées[2] », ou par de

---

[1] Louis Pinto, *Le collectif et l'individuel. Considérations durkheimiennes*, Paris, Éditions Raisons d'Agir, 2009, p. 47.
[2] Serge Tisseron, *L'intimité surexposée*, Paris, Hachette, 2002.

nouvelles « identités numériques[1] », ou encore par les excroissances d'une pensée en réseau constamment remaniée. Cela confirmerait, si besoin était, que l'individu est irréductiblement solidaire des rapports sociaux, l'humanité et la socialité étant de même naissance. Mais, là encore, et malgré l'évidente objectivité de telles observations, ce ne sont que des classifications, et donc des constructions qui s'imposent comme modèle du dehors, mais ne disent rien sur la manière dont l'être vit cette réalité sociale. L'individu, certes, produit des représentations lors de sa confrontation à des contraintes qui lui sont extérieures et procèdent de son environnement, mais cela ne doit pas pour autant minimiser le fait qu'il a, avant tout, une histoire singulière qui lui fait appréhender le réel social selon son éclairage particulier, et que c'est cette construction qui devrait l'emporter sur la précédente, ne serait-ce que pour l'éclairer. C'est ici que l'on s'écarte du sujet des sociologues qui tend à être celui de la conscience ou de l'ego psychologie, celui à qui l'on demande de se déprendre des influences qu'il aurait incorporées au cours de son évolution, pour en accepter d'autres, plus en phase avec les exigences sociétales du moment. Cela contribue à ce qu'ils en démultiplient les catégories, comme nous y incite Vincent de Gaulejac[2], qui distingue un sujet social, existentiel, réflexif, acteur, et que d'autres pourraient encore décliner en termes de non-sujet, selon la traduction qu'en fait Jacques Lacan, pour qui « la science est une idéologie de la suppression du sujet [3] ». L'enjeu n'est donc pas d'assimiler sociologie et individu, mais plutôt de les délimiter, quitte, ensuite, à faire de cette frontière une

---

[1] Fanny Georges, *Identités virtuelles. Les profils utilisateurs du Web 2.0*, Paris, Questions théoriques, 2010.
[2] Vincent de Gaulejac, *Qui est « je »*, Paris, Seuil, 2009, p. 25-26.
[3] Jacques Lacan, « Radiophonie », *Silicet,* n° 2/3, 1970, p. 89.

question pour la psychiatrie. Cela revient à se positionner quant à cette difficulté qui l'occupe en son essence, de même que bien d'autres courants de pensée, et qui consiste à distinguer le sujet, du collectif, tout en tenant compte de leurs interactions et du rapport que l'humain entretien avec cette césure qui le constitue et par laquelle il s'égare entre soi et non soi.

Il y aurait donc un compromis à trouver, susceptible de freiner l'exode des chercheurs en santé mentale et d'intéresser certains nouveaux venus dans la corporation. Il faut en effet accepter qu'il y ait une pratique scientifique, celle qui permet de trier rationnellement l'afflux de patient dans les pavillons hospitaliers, tout comme Philippe Pinel avait été contraint de le faire à la Salpêtrière. C'est là une machine conforme à la définition qu'en ont donnée Deleuze et Guattari, qui ne traite pas du sujet, mais rend service à des personnes en grave décompensation et qui ne pourraient être accueillies ailleurs. Il n'est pas question, quoi qu'il en soit, de le déplorer, puisqu'elle est inscrite dans les fondations de la psychiatrie et que la science n'a pas pour vocation à être remise en question. Moyennant cette délimitation, il y a possibilité d'aménager des pratiques discursives non militantes qui se rapprocheraient du traitement moral, du moins pour ce qui relève de l'éthique de Jean-Baptiste Pussin et de sa discrétion. Elles nc sont aujourd'hui envisageables que pour un nombre restreint de professionnels motivés, s'exercent de manière confidentielle dans de petites unités, et moyennant une résistance de tous les instants face à l'ingérence numérique et institutionnelle. Elles essaient de retrouver le sujet dans son interaction avec cet « autre monde ».

Bibliographie

Adorno T., Horkheimer M., *La dialectique de la raison : fragments philosophiques* [1947], Paris, Gallimard, 1983.

Aubert N. (dir.), *L'individu hypermoderne*, Ramonville-Saint-Agne, Érès, 2004.

Bachelard G., *La formation de l'esprit scientifique : contribution à une psychanalyse de la connaissance*, Paris, Vrin, 1993.

Baruk H. (et al.), « Tuberculose et démence précoce : recherches expérimentales et ulcérations locales après injection à des cobayes allergiques de liquide céphalo-rachidien de déments précoces », *Annales Médico-psychologiques*, n° 2, 1932.

Bauman Z., *La vie liquide* [2005], Rodez, Le Rouergue/Chambon, 2013.

Bell D., *Les contradictions culturelles du capitalisme* [1976], Paris, PUF, 1979.

Berger B., Luckmann T., *La construction sociale de la réalité* [1966], Paris, Armand Colin, 2012.

Bert J.-F., Basso E. (dir.), *Foucault à Münserlingen. À l'origine de la folie*, Paris, EHESS, 2015.

Bichat X., *Traité des membranes en général, et de diverses membranes en particulier*, Paris, Mequignon-Marvis, Gabon, 1816.

Bonnefoy Y. (dir.), *Dictionnaire des mythologies*, t. 1 et 2, Paris, Flammarion, 1999.

Boullier D., *L'Urbanité numérique. Essai sur la troisième ville en 2100*, Paris, L'Harmattan, 1999.

—, « Habitele : mobile technologies reshaping urban life », *URBE*, 6 (1), 2014.

—, *Sociologie du numérique*, Malakoff, Armand Colin, 2016.

Bourdieu P., « La spécificité du champ scientifique et les conditions sociales du progrès de la raison », *Sociologie et structure sociale*, vol. 7, n° 1, 1975.
— « Le mort saisit le vif », *Actes de la recherche en sciences sociales,* n° 32-33, 1980.
— *Ce que parler veut dire. L'économie des échanges linguistiques*, Paris, Fayard, 1982.
Candille M., *L'Hôpital à Paris*, n° 52, 1968.
Castel R., *La montée des incertitudes. Travail, protections, statut de l'individu*, Paris, Points, 2013.
Castoriadis C., « Science moderne et interrogation philosophique », *Les carrefours du labyrinthe*, Paris, Seuil, 1978.
Changeux J.-P., *L'homme neuronal* [1983], Paris, Fayard, 2012.
Collin J., David P.-M. (dir.), *Vers une pharmaceuticalisation de la société ? Le Médicament comme objet social*, Montréal, Presses de L'Université du Québec, 2016.
Côme F., « Charles-Louis Müller » dans : Wijland J. v. (dir.), Farigoule J. (collab.), Lobstein D. (collab.), *Académie nationale de médecine. Catalogue des peintures et des sculptures*, Gand, éditions Snoeck, 2020.
Daquin J., *La philosophie de la folie ou Essai philosophique sur le traitement des personnes attaquées de folie* [1792], Paris, Hachette Bnf, 2017.
Deisseroth K., "Optogenetics", *Nat Methods*, 8 (1), 2011.
Deleuze G., Guattari F., *Capitalisme et schizophrénie*, tome I : *L'Anti-Œdipe*, Paris, Les Éditions de Minuit, 1972.
Dell Technologies et l'Institut pour le Futur [2017], « The next era of human/machine partnerships. Emerging technologies' impact on society & work in 2030 », https://www.delltechnologies.com/content/dam/delltech

nologies/assets/perspectives/2030/pdf/SR1940_IFTFforDellTechnologies_Human-Machine_070517_readerhigh-res.pdf
« Dossier bioéthique, directives internationales », *Actes : cahier d'action juridique*, n° 49-50, 1985.
Durkheim É., *Les règles de la méthode sociologique* [1894], Bruxelles, Ultraletters, 2013.
Esquirol J.-É.-D., « Maison d'aliénés », *Dictionnaire des sciences médicales*, Paris, Panckouke, 1818.
— « Mémoire sur l'isolement des aliénés » [1832], *Des maladies mentales considérées sous les rapports médical, hygiénique et médico-légal* [1838], t. 2, Paris, Frénésie Éditions, 1989.
— « De la lypémanie, ou mélancolie », *Des maladies mentales considérées sous les rapports médical, hygiénique et médico-légal* [1838], t. 1, Paris, Frénésie Éditions, 1989.
Falret J.-P., *Leçons cliniques de médecine mentale faites à l'hospice de la Salpêtrière*, Paris, Baillière, 1854.
— *Des maladies mentales et des asiles d'aliénés*, Paris, Baillière, 1864.
Fauvel A., Dupont W., « Gheel, la "ville des fous". Un mythe séculaire, une pratique méconnue (1860-2010) », dans : Klein A., Guillemain H. et Thifault M.-C. (dir.), *La fin de l'asile ? Histoire de la déshospitalisation psychiatrique dans l'espace francophone au XXe siècle*, Rennes, Presses Universitaires de Rennes, 2018.
Foucault M., *Maladie mentale et personnalité*, Paris, PUF, 1954.
— *Naissance de la clinique* [1963], Paris, PUF, 2003.
— *Histoire de la folie à l'âge classique*, Paris, Gallimard, 1972.
— *Surveiller et punir*, Paris, Gallimard, 1975.

Gauchet M., Swain G., *La pratique de l'esprit humain. L'institution asilaire et la révolution démocratique*, Paris, Gallimard, 1980.
Gaulejac V. de, *Qui est « je »*, Paris, Seuil, 2009.
Georges F., *Identités virtuelles. Les profils utilisateurs du Web 2.0*, Paris, Questions théoriques, 2010.
Giddens A., *Les conséquences de la modernité* [1990], Paris, L'Harmattan, 1994.
Goffette J., *Naissance de l'anthropotechnie*, Paris, Vrin, 2006.
Gruson D., « Mission d'information de la Conférence des présidents sur la révision de la loi relative à la bioéthique », Assemblée Nationale, 23 octobre 2018, http://www.assemblee-nationale.fr/15/cr-bioethique/18-19/c1819038.asp
Guattari F., *L'inconscient machinique. Essai de schizo-analyse*, Paris, Éditions Recherches, 1979.
Guelfi J. D., Boyer P., Consoli S., René O.-M., *Psychiatrie* [1987], Paris, PUF, 1993.
Guelfi J. D., Rouillon F., *Manuel de psychiatrie*, Paris, Elsevier Masson, 2017.
Guillemain H., *Schizophrènes au XXe siècle. Des effets secondaires de l'histoire*, Paris, Alma, 2018.
Hunyadi M., *Le temps du post humanisme. Un diagnostic d'époque*, Paris, Les Belles Lettres, 2019.
Husserl E., *La crise des sciences européennes et la phénoménologie transcendantale* [1935-1936], Paris, Gallimard, 1976.
Juchet J., « Jean-Baptiste Pussin et Philippe Pinel à Bicêtre an 1973. Une rencontre, une complicité, une dette », *Philippe Pinel*, Paris, Les empêcheurs de penser en rond, 1994.
Kant E., *Réponse à la question : « Qu'est-ce que les Lumières ? »* [1784], Paris, Flammarion, 2006.

Kaufman J.-C., *L'invention de soi : une théorie de l'identité*, Paris, Armand Colin, 2004.
Klein A., Guillemain H. et Thifault M.- C. (dir.), *La fin de l'asile ? Histoire de la déshospitalisation psychiatrique dans l'espace francophone au XXe siècle*, Rennes, Presses Universitaires de Rennes, 2018.
Kuhn T. S., *La structure des révolutions scientifiques* [1962], Paris, Éditions Flammarion, 2008.
Lacan J., « Radiophonie », *Silicet*, n° 2/3, 1970.
Lanteri-Laura G., « Le traitement moral de la folie et ses avatars », *Littoral. Exercices du désir*, n° 27/28, 1989.
Lasch C., *Le complexe de Narcisse. La nouvelle sensibilité américaine* [1979], Paris, Laffont, 1981.
Le Dévédec N., *La société de l'amélioration. La perfectibilité humaine des Lumières au transhumanisme*, Montréal, Liber, 2015.
Le Dévédec N., Collin J., « Le médicament augmenté : l'usage du médicament dans les discours transhumanistes et ses significations sociales », *ESKA Journal international de bioéthique et d'éthique des sciences*, vol. 29, 2018 ; https://www. cairn. info/revue-journal-international-de-bioethique-et-d-ethique-des-sciences-2018-3-page-93.htm.
Le Dévédec N., Guis F., « L'humain augmenté, un enjeu social », *Sociologies*, 2013, http:// sociologies.revues.org/4409
Lévi-Strauss C., *Anthropologie structurale* [1958], Paris, Plon, 1974.
— *L'Homme nu*, Paris, Plon, 1971.
Linné C. v., *Système de la nature* [1735], Bruxelles, Lemaire, 1793.
Lipovetsky G., *L'ère du vide. Essai sur l'individualisme contemporain*, Paris Gallimard, 1983.
Lyotard J.-F., *La condition postmoderne. Rapport sur le savoir*, Paris, Les Éditions de Minuit, 1979.

Mangin P., *Contribution à l'étude des premières publications de Philippe Pinel consacrées à l'Aliénation mentale*, thèse de médecine, Toulouse, 1977-1978.
Mannheim K., *Idéologie et utopie* [1929], Paris, Éditions de la Maison des sciences de l'homme, 2006.
Mead G. H., *L'Esprit, le Soi et la Société* [1934], Paris, PUF, 1963.
Mercier L.-S., *Le tableau de Paris* [1781], Paris, Maspero, 1979.
Millin A. L., Pinel P., Brongniart A. T., *Rapport fait à la Société d'histoire naturelle de Paris sur la nécessité d'établir une ménagerie*, Paris, Boileau, 1792.
Pichot-Bravard P., *La Révolution française*, Versailles, VIA ROMANA, 2015.
Pinel P., « Sur des vices originaires de conformation des parties génitales, et sur le caractère apparent ou réel des hermaphrodites », *Journal de physique*, 35, 1789.
— « Sur les moyens de préparer les quadrupèdes et les oiseaux destinés à former des collections d'histoire naturelle », *Journal de physique*, 39, 1791.
— « Sur une nouvelle méthode de classification des quadrupèdes, fondée sur la structure mécanique des parties osseuses qui servent à l'articulation de la mâchoire inférieure », *Journal de physique*, 41, 1792.
— « Nouvelles observations sur la structure et la conformation des os de la tête de l'éléphant », *Journal de physique*, 43, 1793.
— « Observations sur le cerveau ossifié d'un bœuf », *Journal de physique*, 42, 1793.
— *Nosographie philosophique ou méthode d'analyse appliqué à la médecine*, Paris, Richard, Caille et Ravier, 1797 à 1818.
— *Traité médico-philosophique sur l'aliénation mentale*, Paris, Brosson, 1800 et 1809.

— *La médecine clinique rendue plus précise et plus exacte par l'application de l'analyse ou recueil et résultat d'observations sur les maladies aiguës à la Salpêtrière*, Paris, Brosson, 1802, 1804 et 1815.

Pinel S., « Sur l'abolition des chaînes des aliénés, par Philippe Pinel, membre de l'Institut. Notes extraites de ses cahiers, communiqués par M. Pinel fils », *Archives générales de médecine*, t. 2, 1823.

— *Traité complet du régime sanitaire des aliénés ou manuel des établissements qui leur sont consacrés*, Paris, Mauprivez, 1836.

Pinto L., *Le collectif et l'individuel. Considérations durkheimiennes*, Paris, Éditions Raisons d'Agir, 2009.

Popper K. R., *La logique de la découverte scientifique* [1959], Paris, Payot & Rivages, 2017.

Postel J., *Genèse de la psychiatrie. Les premiers écrits de Philippe Pinel*, Le Plessis-Robinson, Institut Synthélabo, 1998.

Rey O., *Leurre et malheur du transhumanisme*, Paris, Desclée de Brouwer, 2018.

Rigondet J., *Un village pour aliénés tranquilles*, Paris, Fayard, 2019.

Semelaigne R., *Philippe Pinel et son œuvre. Au point de vue de la médecine mentale* [1888], Paris, L'Harmattan, 2001.

— *Les grands aliénistes français*, Paris, Steinheil, 1894.

— *Aliénistes et philanthropes. Les Pinel et les Tuke,* Paris, Steinheil, 1912.

— *Les pionniers de la psychiatrie française avant et après Pinel*, 2 vol., Paris, Baillière, 1930-1932.

Serre M., *Petite poucette*, Paris, Le Pommier/Humensis, 2012.

Simmel G., *Sociologie. Études sur les formes de socialisation* [1908], Paris, PUF, 2019.

Starobinski J., « Le mythe au XVIIIe siècle », *Critique*, n° 366, 1977.

Tisseron S., *L'intimité surexposée*, Paris, Hachette, 2002.

Tornay M., « La gentille dame Largactil, la méchante dame Geigy. La clinique psychiatrique de Münsterlingen vers 1954 », dans : Bert J.-F., Basso E. (dir.), *Foucault à Münserlingen. À l'origine de la folie*, Paris, EHESS, 2015.

Touraine A., *Critique de la modernité*, Paris, Fayard, 1992.

Van Riet G., « Mythe et vérité », *Revue philosophique de Louvain*, t. 58, n° 57, 1960.

Véniel L., *L'homme au Siècle des Lumières*, Paris, Errance, 2011.

Weber M., *Économie et société, t. 1., Les catégories de la sociologie*, Pocket, Paris, 1995.

Weiner D. B., « Philippe Pinel et l'abolition des chaînes : un document retrouvé », *L'Information psychiatrique*, vol. 56, n° 2, 1980.

— « Sur les pas de Pinel à la Salpêtrière, d'après des documents inédits », *Histoire des sciences médicales*, t. 31, n° 1, 1997.

Wijland J. v. (dir.), Farigoule J. (collab.), Lobstein D. (collab.), *Académie nationale de médecine. Catalogue des peintures et des sculptures*, Gand, éditions Snoeck, 2020.

Table des matières

Structures éditoriales du groupe L'Harmattan

L'Harmattan Italie
Via degli Artisti, 15
10124 Torino
harmattan.italia@gmail.com

L'Harmattan Hongrie
Kossuth l. u. 14-16.
1053 Budapest
harmattan@harmattan.hu

L'Harmattan Sénégal
10 VDN en face Mermoz
BP 45034 Dakar-Fann
senharmattan@gmail.com

L'Harmattan Cameroun
TSINGA/FECAFOOT
BP 11486 Yaoundé
inkoukam@gmail.com

L'Harmattan Burkina Faso
Achille Somé – tengnule@hotmail.fr

L'Harmattan Guinée
Almamya, rue KA 028 OKB Agency
BP 3470 Conakry
harmattanguinee@yahoo.fr

L'Harmattan RDC
185, avenue Nyangwe
Commune de Lingwala – Kinshasa
matangilamusadila@yahoo.fr

L'Harmattan Congo
219, avenue Nelson Mandela
BP 2874 Brazzaville
harmattan.congo@yahoo.fr

L'Harmattan Mali
ACI 2000 - Immeuble Mgr Jean Marie Cisse
Bureau 10
BP 145 Bamako-Mali
mali@harmattan.fr

L'Harmattan Togo
Djidjole – Lomé
Maison Amela
face EPP BATOME
ddamela@aol.com

L'Harmattan Côte d'Ivoire
Résidence Karl – Cité des Arts
Abidjan-Cocody
03 BP 1588 Abidjan
espace_harmattan.ci@hotmail.fr

Nos librairies en France

Librairie internationale
16, rue des Écoles
75005 Paris
librairie.internationale@harmattan.fr
01 40 46 79 11
www.librairieharmattan.com

Librairie des savoirs
21, rue des Écoles
75005 Paris
librairie.sh@harmattan.fr
01 46 34 13 71
www.librairieharmattansh.com

Librairie Le Lucernaire
53, rue Notre-Dame-des-Champs
75006 Paris
librairie@lucernaire.fr
01 42 22 67 13

www.ingramcontent.com/pod-product-compliance
Lightning Source LLC
LaVergne TN
LVHW051359061026
849535LV00009B/3269